親が認知症になったら読む本

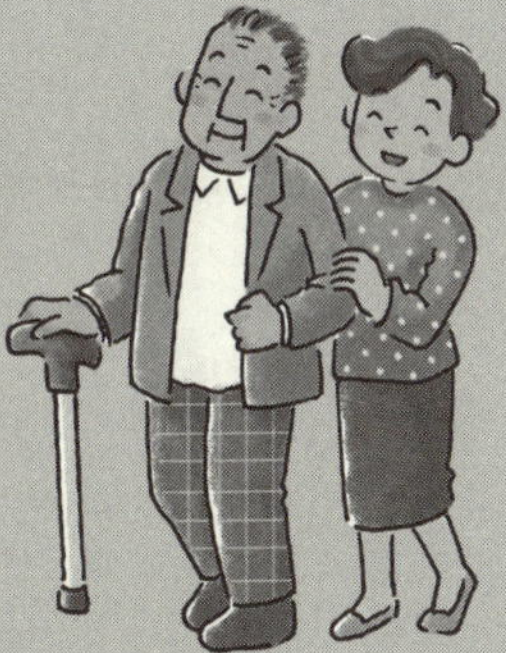

杉山孝博 著

二見レインボー文庫

はじめに

一九七五年に川崎 幸《さいわい》病院に勤務して以降、地域医療や在宅医療にとり組んできました。当時、京都の堀川病院をはじめとして訪問診療にとり組んでいる病院はあるにはあったのですが、少数でした。

しかし、私はもともと「医療はサービス業である」と思っていたので、患者さん本人やご家族など、必要とする人がいるのなら、こちらから出かけるのは当然――という気持ちでした。

脳外科や心臓血管外科をはじめ総合的な診療機能をもつ川崎幸クリニックの責任者となった現在でも、定期的に八十名ほどの患者さんのところに訪問診療に行っています。

そんななか、一九八一年の初めごろ、堀川病院の早川一光先生から電話がありました。
「呆《ぼ》け老人をかかえる家族の会（現在の「公益社団法人　認知症の人と家族の会」）・神奈川支部を作りたいのだが、手伝ってくれないか？」と頼まれ、軽い気持ちでお引き受けしたのが、私が認知症問題や「家族の会」にかかわるようになったきっかけでした。

私の専門は内科だったため、認知症のお年寄りを診察することはさほど多くなかったのですが、「家族の会」の活動を通じて、認知症のお年寄りや家族の方々と直接触れあう機会が増えるにつれて、いろいろな問題に気づいていきました。

当時はまだ社会全体に認知症に対する理解が乏しく、偏見や誤解がありました。しかし、認知症のお年寄りを知ると、記憶力や判断力は低下して能力はかぎられてはいるけれど、最大限の生を生きている存在であるのだ、と気づきました。

そして、急速に高齢化が進むなか、いずれは自分たちも同じような状況に置かれるので、社会全体が考えていかなければならない問題だということを思い知りました。

しかし、デイサービスやショートステイといった介護サービスはほとんどなく、情報も非常に少ない状況でした。認知症の人の介護はほとんど家族のみが担っており、彼らはお年寄りの示す不可解な症状に戸惑い、ふりまわされ、孤立無援で疲労困憊《ひろうこんぱい》していました。

そこで、専門家としての立場から、一見、奇妙に思える認知症の症状をだれにでも理解してもらえるように、「ぼけをよく理解するための六大法則・一原則」としてまとめあげ、一九八九年に、本書の前身である『ぼけなんかこわくない　ぼけの法則』を上梓しました。

この法則は大変な反響を呼び、多くの方から感謝や感想の手紙をいただきました。

時は移り、「ぼけ」あるいは「痴呆症」という名称が、いまでは「認知症」となりました。私がまとめた法則の数も、「六大法則」から「九大法則」へと増えました。

二〇〇〇年度に介護保険制度が導入されてからは、行政の制度も整備されていき、介護サービスの種類や量も増えました。

著名人をはじめ多くの介護体験者が本を出版したり、認知症の本人がブログなどで自ら発言するようになりました。テレビ番組や映画などでも、認知症がテーマとしてとりあげられたりして、認知症に対する社会的な関心も高まってきました。

ただ、いくら社会的な支援が整ってきても、また漠然とした知識はあっても、実際に大切な身内が認知症の症状を見せ始めたとき、たいていの人は困惑したり、不安になったりするでしょう。

そんなとき、認知症やその症状に対する正しい理解があれば、困惑や不安は減り、よりよい介護につながります。認知症に関する知識を得て、その世界を理解することは、認知症のご本人やご家族の幸せにもつながるのです。

認知症に関心があるすべての方々に、ぜひ、本書をお読みいただきたいと思います。

もくじ

第二章 認知症を理解するためのQ&A

第三章 認知症がよくわかる「九大法則と一原則」

第四章 こんな症状にはこんな介護法

具体的な介護法・対処法

第一章

大切な家族が認知症になったら

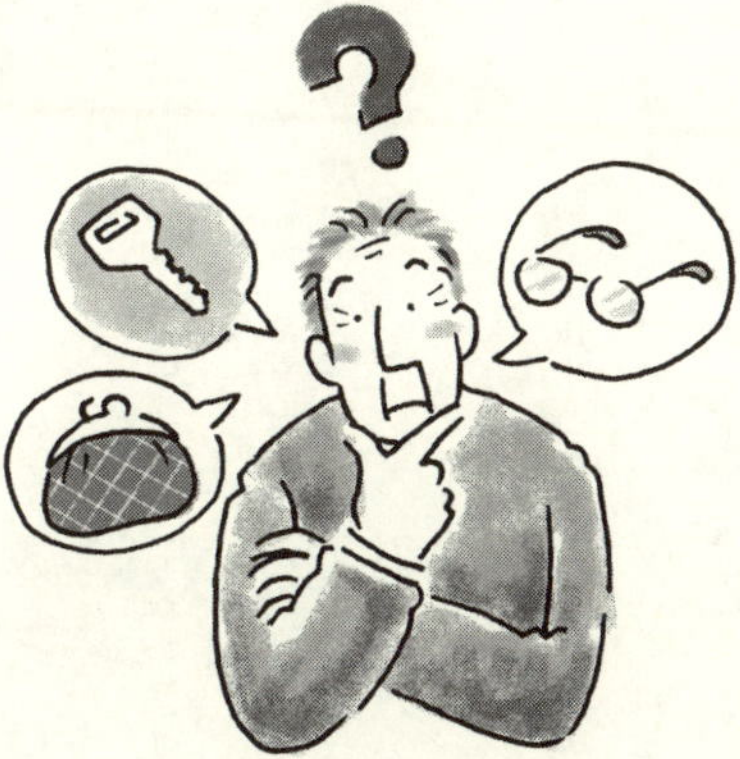

人生は認知症に始まり認知症に終わる

なぜ認知症になりたくないのですか？

「あなたはいつまでも認知症になりたくないと思っていますか？　それとも、最後には認知症になってもかまわないと思っていますか？」

こう質問されて、「認知症になってもかまわない」と答える人はまずいないでしょう。

外来診察室でお年寄りと話していると、

「先生、私はこの年まで生きられましたので、これ以上長生きしたいとは思いません。あとは、認知症になったり、苦しんだりするのはイヤだから、いっそのこと、ぽっくり死にたいものです。何かいい方法はありませんか？　たとえば注射か薬なんかで……」

とたずねられることがあります。そんなときは、

「残念ながら、絶対確実な方法はありませんねぇ。ぽっくり死ぬ方法は、どちらかといえば神さまか仏さまの領分ですから、そちらのほうにお願いしてください よ」

と答えるようにしています。

もちろん、そうしたお年寄りは、目の色を変えて、なにがなんでもぽっくり死ねる方法を探しているわけではありません。しかし、医師と高齢の患者さんとのちょっとした会話のひとつとしてしばしば交わされるほど、「認知症になりたくない」と考えている人は多いのです。

それは、なぜなのでしょう？

私は、ふたつの感情が背景にあると思います。

まず、身のまわりのこと、とくに排泄の始末ができなくなって、すべて他人の世話になるような自分、家族の顔すらわからなくなっている自分――そのよ

うな自分自身の姿を考えただけで情けなくなるといった、「衰弱に対する嫌悪感」をあげることができます。

もうひとつは、自分が認知症になってしまうと家族に大変な迷惑をかける、大切な家族にはそういった苦労をかけたくないという、いわば「肉親への思いやり」ともいうべき感情でしょう。

「立つ鳥あとを濁さず」ということわざがありますが、高齢者にかぎらず中年以降の人に自分の死についてたずねれば、だれもが「眠るようになんの苦痛も感じることなく、そして、家族に苦労をかけることのないものであってほしい」と答えるのに違いありません。

そして、その理想をおびやかす最大の難題として、「認知症問題」がいま、大きくクローズアップされているのです。

最後はだれでも認知症になる

では、私たちは、認知症にならずに人生を終えることはできるのでしょうか？

答えは、残念ながら「否《ノー》」です。不幸にも災害や事故で即死しないかぎり、人は人生最後のある期間になると、必ず認知症の状態になってしまうものだからです。

どのような病気にかかっても、全身の衰弱が進むにつれて、歩くことも、食事や排泄、着替えなどの身のまわりのことも、自分ひとりではできなくなってくるものです。ものごとを考えるのがおっくうになり、もうろう状態となって、やがて家族の顔も判別できなくなっていきます。そして最後は、なにもわからない昏睡《こんすい》となって死を迎えるのです。

これが、だれもが経験する死への過程です。判断力・推理力といった知的機能が低下して、介助などが必要となり、自立した生活が困難になってくるわけですから、これはいい方を変えれば、「認知症状態である」ともいえます。

つまり、死を迎える段階になると、すべての人が認知症状態になるのです。

では、このような「末期の認知症状態」は、避けられれば避けたほうが望ましいのでしょうか？

先ほどもいいましたが、多くの人は、認知症になることを非常に恐れています。理性というきわめて人間的な機能を死ぬまで保ちたいと考えることは、無理からぬことかもしれません。

しかし、こう考えてみたらどうでしょうか。

もし、認知症の状態になることがなかったら……。自分が衰弱し、まもなく家族と永遠に別れなければならないという事実が明確に理解できていたら……。また、明瞭な意識・判断力で、お見舞いの言葉や主治医の説明が単なる慰めにすぎないとわかってしまったら……。

すべての人々にとって、人生最後の時期が、きわめてつらいものになるように私には思われます。

「筋《きん》萎縮《いしゅく》性《せい》側索《そくさく》硬化症《こうかしょう》」という難病があります。筋肉が徐々に萎縮していくため、次第に歩くことも、ものを飲みこむことも、話すこともできなくなり、自分の力で呼吸することもできなくなる残酷な病気です。

なぜ、突然このような話をするのかといえば、この病気には現在、有効な治療法がないうえ、脳の神経細胞は障害を受けないため、意識はほとんど最後まではっきりしている病気だからです。

この病気にかかった患者さんは、自分の筋力が落ちて、だんだんと動けなくなっていくことがはっきりと理解でき、いま受けている治療があまり効果がないということもわかってしまいます。やがて、周囲の人の話はすべて聞き取れるけれども、自分の意志を伝達するには、指や眼球のわずかな動きでしか行なえなくなっていきます。

患者さんのそのときのじれったさ、悔しさ、情けなさは、いかばかりかと思われます。

私は臨床医になってから、この病気にかかった十七〜十八名の方の診療にたずさわってきました。そのうち十二〜十三人の患者さんには訪問診療もしてい

ましたが、そのたびに、

「先生、このあいだまでは居間まで歩いて行けたのですが、もう行けなくなりました。このまま病気が進行していくのでしょうか？」

といったことをたずねられ、針の筵《むしろ》に座る思いがしたものです。

安らかに死ねるのは認知症のおかげ？

きわめて特殊な病気の例をあげましたが、このような経験をふまえていえば、死を迎えようとする期間には、認知症状態になっていたほうがかえって好都合な場合もあると思われます。

もっと積極的にいえば、私たちは人生の終わりに、認知症状態という意識にベールをかけたような時間をもつからこそ、安らかに死を迎えることができる――ともいえるのです。

この点は、高齢者の世話をする家族の方も同じように思われるに違いありません。たとえば、体が弱っていてもなお意識ははっきりしているお年寄りが、

「他人に下《しも》の世話をしてもらうなんて、こんな恥ずかしいことはない。なさけない。早く死にたい」

といつも言いつづけているとしたら、家族は日々の世話をつづけられるでしょうか。一日一日衰弱し、死へと近づいていく不安をたたえた目で見られつづけたら、どうでしょうか？

きっと、いたたまれないような気持ちになると思います。

それよりもむしろ、認知症が進んでそのようなこともわからなくなり、赤ん坊の時代に戻ったようにニコニコとほほ笑むお年寄りの世話をするほうが、どんなに気が楽なことでしょうか。

つまり、認知症があるからこそ、私たちは人生の最後をつらい思いをしないで迎えることができているのです。

人生は認知症に始まり認知症に終わる

ところで、この世の中を見まわすと、じつは、認知症の人とまったく同じ症状を示す人たちがいます。しかも、彼らはこの社会に非常にうまく受け入れられています。

その人たちとは「赤ちゃん」です。

この世に生まれることも自分で決定するという芥川龍之介の小説『河童《かっぱ》』の世界はいざ知らず、人はみな、百パーセントなにもわからない状態で生まれてきます。そして、おなかがすけば時・所かまわず泣いておっぱいをせがみ、好きなときにおしっこもうんちもします。

少し動けるようになればどこへでもはって行き、手当たり次第にものに触れ、口の中に入れようとします。母親がいなくなると不安になり、母親が来るまで大声で泣きつづけます。

幼稚園に行けるようになっても、遊びに夢中になっておもらしをしてしまうことなどしばしばです。こういうのは「遊びぼけ」といったらよいかもしれません。

自分でどこかに置き忘れたのに、「おもちゃがなくなった、お兄ちゃんが盗《と》ったんだ」と母親に言いつけるのもこのころでしょうか。

では、青壮年期はまったくぼけていないかというと、じつはそうでもありません。

人生の伴侶を決めるという大事なときには、「世界広しといえども、この人しか自分の伴侶になる人はいない！」と思いこみます。まさに「ぼけの極致」といってよいでしょう。そのあげく「結婚は人生の墓場だ」などと、けしからんことを言う人が出てくるのですが、恋は盲目状態にならずに理想ばかり追い求めていたら、人類はとうの昔に絶滅していたかもしれません。

そして、どのような病気で命を終えるにせよ、先に述べたように最後は昏睡となり、なにもわからなくなって死んでいくのです。

いうなれば、「人生は認知症に始まり、認知症に終わる」のです。

赤ちゃんと認知症高齢者の世話の違い

基本的な理解のされ方が違う

前項で、赤ちゃんと認知症高齢者は同じ、と述べました。人は四歳頃までは、その行動たるや認知症高齢者となんら変わることはありません。

それにもかかわらず、赤ちゃんを育てるときは、認知症のお年寄りを世話するときほどには苦労を感じないし、生きがいですらあります。なぜなのでしょう？

赤ちゃんは小さくてかわいいからでしょうか？　そのうち大きくなるので、苦労はほんのいっときだから我慢できるのでしょうか？

否《ノー》！　大きく次の四つの理由によって、苦労を感じないだけなのです。

まずひとつは、「基本的な理解のされ方が違う」ということです。赤ちゃんは夜泣きをするものだ、身のまわりのことは自分ではできないものだ……というように、認識のされ方が高齢者とはまったく違っているのです。

赤ちゃんの泣き声がうるさくても、隣人はそれほど気にさわることはありません。むしろ、

「お隣の若夫婦に元気な子どもができて、おめでたいことだ」

と感じる方が多いと思います。しかし、認知症のお年寄りが夜間騒いだ場合には、そうはいきません。

「こんな夜遅く、いったいなにを騒いでいるんだ。家族はどうして静かにさせないのだ。けしからん！」

というような反応が起きるでしょう。

世話をする家族のほうはもっと深刻です。隣人から苦情が来るのではと恐れて、お年寄りを無理やり押さえつけようとし、混乱は深まるばかりといった状

態が引き起こされるのです。こんなとき、

「お世話が大変ですね。お互いさまですから、私たちへの迷惑を気づかわなくても結構ですよ」

と隣人からひとこと言われたら、家族の気持ちはどんなに楽になるかしれません。

また、お年寄りがものを壊したり、テーブルの上のものをひっくり返してしまったときなど、家族はつい強い調子で叱ったりしますが、赤ちゃんであれば、

「私がこんなところに置いていたのが悪かった。ケガをしなくてよかった」

と思うでしょう。

どうしてこのような見方の違いが生まれるのでしょうか？

そのもっとも大きな原因は、「認知症の理解そのものが非常に難しい」という点にあると思われます。

同じ認知症の症状でも、寝たきりで全面的に介助が必要な人が示す場合と、一見正常な人が示す場合とでは、周囲の反応がかなり違います。

たとえば、食事のときにこぼしたり、尿や大便を失禁したりしても、寝たきりの人の場合は、普段から「身のまわりのことがきちんとできない人」と思っているため、家族はうるさく言いません。しかし、一見正常な人に対しては、うるさいほどに注意するでしょう。

「何度も言えば理解してくれるはずだ」と思うからそうするのでしょうが、それも認知症のわかりにくさがそもそもの原因です。

さらに、肉親が認知症になってしまったことを受け入れたくないという感情も、認知症の理解をいっそう困難なものにしています。

社会の援助の内容が違う

赤ん坊と認知症の高齢者とでは世話をするときの苦労が違う二番目の理由として、子どもとお年寄りとでは「社会的な援助の内容がまったく異なっている」という点があげられます。

赤ちゃんに対しては、母親学級や定期的な検診、予防接種など、きめこまかな制度が整えられ、実施されています。もし、このような制度がなく、若い母親が自分ひとりの力ですべて判断し、対応しなければならないとしたら、どうなるでしょうか？

「予防接種を受けるタイミングがずれたら、とり返しのつかない病気になるかもしれない。そうなったら、すべて私の責任だ」

と思って、子育てノイローゼにおちいる若い母親は大幅に増えるでしょう。おそらく、認知症のお年寄りの介護以上のストレスがかかってくるはずです。

核家族が増えたこともあるのですが、育児経験のないお母さんが、子どものちょっとした発熱に心配をして夜間診療の窓口をたたく例は少なくありません。

実際、そのような子どもを診療すると、

「単純なカゼですから心配いりません。薬を飲まないで二～三日様子を見ても大丈夫ですよ」

と言えるケースがほとんどです。

「体温が三十九～四十度になると、ウイルスや細菌の繁殖はほとんど抑えられる。発熱は病気を治す大事な仕組み。熱が出て一〜二日以内で、元気がよければ、まったく心配はない」

という知識を親ももっていれば、夜間診療にかけこむ例は激減するはずです。いまはまだこのようなきめこまかな指導が行なわれていないため、不安におちいる親が多いのです。

とにかく、赤ちゃんに対する社会的援助は比較的充実していますが、これがもし、保育園も幼稚園もなく、短時間子どもを預かってくれる人もいなかったら、子育て中の母親は、働くことも外出することも相当困難になるでしょう。

また、育児用品の入手の仕方さえ知らなかったとしたらどうでしょうか？大きな不安とストレスをかかえこみ、右往左往するに違いありません。

このように考えたうえで、認知症のお年寄りやその家族の置かれている現実を見直す必要があると思います。

認知症の症状があるお年寄り、寝たきりのお年寄りを介護している人が出かけたいと思ったときに、たとえば、隣近所の人や「ホームヘルパー」が気軽にお年寄りを見ていてくれるととても助かります。あるいは、少なくとも小学校区単位に、日中お年寄りが楽しく過ごせる「デイサービス」の場があれば、家族は安心して自分の時間をもてるに違いありません。

また、そうした場所でいろいろな介護用品を紹介してもらえたり、適切な介護の仕方を教えてもらえるなら……。あるいは、一週間ほど施設に預かってもらう「ショートステイ」や「長期入所制度」を、ホテルを予約するように、必要なときにすみやかに利用できるとしたら……。

たとえば、育児相談、保育所、幼稚園、学校、さまざまな手当など、今日の社会が子どもの両親に与えているのと同じ保障を、認知症の高齢者の家族が受けられれば、介護する家族の負担はとても軽くてすみます。

いまの社会が赤ちゃんを受け入れていることを考えれば、赤ちゃんのような状態に戻った高齢者を家庭や社会の重要な一員と認め、もっと望ましい環境で生活できるようにすることは、それほど難しいことではないはずです。

移動性が違う

三番目の理由としては「移動性の違い」があげられます。

子どもは軽いので、どこに連れて行くにも簡単ですが、お年寄りは体重があるので、体を動かしたり、どこかへ連れて行くのが大変です。人がもし、生まれたときにもっとも重く、年をとるにつれて軽くなる生物だったら、高齢者の介護のほうが楽になります。

六十キロの赤ちゃんを小児科へ診察に連れて行くのに、いちいち車椅子やリフトカーを用意しなければならない場面を想像してみてください。逆に、「さあ、おばあちゃん、買い物に行きましょうね」と、三キロにまで軽くなったお年寄りを軽々とだっこしながら外出できれば、楽ですよね。

でも、現実問題として考えたとき、お年寄りは重いわけなのでどうしたらよいかというと、訪問診療や訪問看護、ホームヘルパー派遣、訪問入浴、各種移送サービスなど、家族がお年寄りを移送させなくてもサービスが受けられるなら、介護は容易になるでしょう。

成長と老いの違い

四番目の理由は、「赤ちゃんはこれから成長していき、将来が楽しみであるのに対し、お年寄りは病気になり、ますます老いていき、やがては死を迎える」という点です。

たしかに、そうした変化に対する家族の不安は大きいでしょう。

しかし、つねに八十名の在宅の患者さんの訪問診療を担当している私から見れば、在宅ターミナルケアを含めた医療的なバックアップ体制さえ十分に整えてあれば、お年寄り本人も、その家族も、穏やかな在宅ケアが可能になるのです。

ポイントは、老いへの理解やバックアップのシステム作りです。

このような体制が整えられ、認知症についてだれもが基本的な理解をもつようになり、乳幼児に対して現在普通に行なわれていることが、認知症の高齢者に対してもごく自然に行なわれるようになれば、介護者の気持ちも、介護の苦労も、ずいぶん軽くなるはずです。「二度童子《わらし》」という言葉がありますが、社会全体が認知症の高齢者を〝赤ちゃん戻りした存在〟として理解してあげることが、まずもって大切なのです。

認知症の人や寝たきりの人が理解され、受け入れられる社会であれば、いっそう拡大する高齢社会も、決して暗い社会ではありません。

緊急在宅ケア援助体制への不安

緊急対応の不十分さもまた、在宅ケアを困難にしている理由だと思います。

たとえば、もし、救急医療体制がなかったり、整備されていなかったとしたらどうでしょうか？

日本じゅうの医療機関が、午後五時になったら入り口のシャッターを下ろし、死にそうな人が運ばれて来ても、「明日の午前九時にまた来てください」と言うようになったとしたら、パニック状態になることは明らかです。

私たちは、急病になったら一一九番に電話をかければすぐに救急車が来てくれることを知っているので、安心していられるのです。

それと同じように、たとえば一二〇番に連絡をすれば、ただちに地域のケアセンターから車が来て、緊急ショートステイを利用できるというようなシステムがあれば、在宅介護をしている家族の大きな不安は解消するでしょう。

また、保険証があれば、いつでも全国どこででも医療を受けられますが、病院が「当院にカルテのある方しか受けつけません」と言い出したら、人々は不安に思って、あらかじめあちこちの医療機関に診察を受けに行くと思います。

さらに、中垂炎《ちゅうすいえん》（盲腸）や急性心筋梗塞で入院が必要になったとき、行政機関に申請書を提出して審査を受け、許可が得られないと入院できないとしたら、手遅れとなって死亡者が続出し、大パニックになることは火を見るより明らかです。

しかし現在、福祉サービスの利用には、そのようなさまざまな手続きが必要なのです。必要なときに素早い対応が期待できないからこそ、家族は不安を増し、在宅介護が難しくなっているのです。

結局、認知症高齢者への対策は、乳幼児に対して現在行なわれているのと同じような理解と、社会的な援助体制や緊急在宅ケア援助体制を整備することに尽きるのではないでしょうか。

認知症高齢者は三十数年で十倍に

二〇一四年の日本人の平均寿命は、男性が八十・五〇歳、女性が八十六・八三歳。まさに人生八十年の時代に突入したわけです。

高齢社会というと、すぐ認知症や寝たきりのお年寄りの問題が語られますが、こうしたマイナス面だけでなく、むしろ人類の夢である「長寿が実現された社会」「病弱なお年寄りよりも、心身ともに健康なお年寄りが増えている社会」——というプラスの側面を評価することも忘れてはなりません。

しかし、長寿者が増えれば、認知症の高齢者も増えるというのも事実です。厚生労働省研究班の発表では、日本における認知症高齢者数は二〇一二年に四百六十二万人（老人人口の十五・〇％）、二〇二五年では約七百万人に達するといわれています。一九九〇年頃の「痴呆性高齢者数」は約七十万人でしたので、三十数年間で約十倍に増えることになります。

もはや、認知症高齢者の問題は、当事者のお年寄りと家族だけの問題といってすませることはできません。認知症問題をもう一度自分自身の問題として、また社会全体がとり組むべき問題として、とらえ直していくことが早急に求められているのです。

認知症問題をどうとらえるか

認知症問題のポイントは三つ

新聞や雑誌で認知症に関する記事が目につくようになり、認知症をとりあげた書籍もたくさん刊行されています。認知症はいまや厚生労働省の重要な施策のひとつにあげられているほどで、社会全体の関心も高まっています。

ここで、認知症問題をどのようにとらえたらよいのかを確認しておきましょう。認知症問題は、大きく、

①他人事ではなく、私たち自身の問題
②認知症高齢者をかかえている家族の問題

③医療と社会福祉の問題

という三つのポイントに分けて考えていく必要があります。順を追って、ひとつひとつ考えていくことにしましょう。

①他人事ではなく、私たち自身の問題

まずみなさんにはっきりと認識しておいていただきたいのは、「認知症問題は他人事ではない」ということです。とりもなおさず、私たち一人ひとりの問題であるのです。

認知症に直接あるいは間接的に影響をもつ高血圧、脳卒中、糖尿病、心疾患などの成人病は、今後もますます増加することは間違いありません。

人生八十年の現在、八十五歳以上の三人にひとりが認知症状態になってしまうとすれば、これは他人事ではないのです。つまり、認知症は、けっして一部の限られたお年寄りだけの問題ではなく、私たち自身の将来の問題なのです。

「あなたは絶対、認知症にはなりません」と断定することは、どんな名医でもできません。

結局、私たちは、認知症を自分自身の問題としてとらえ、認知症にならないように早くから日常生活を整えること、そして万一、認知症になってしまっても、家族に大きな負担がかからないように、介護者を援助してくれるような地域社会をいまから作っていくことが必要なのです。

②認知症高齢者をかかえている家族の問題

家族のだれかが認知症になると、その介護はほとんど妻や娘、嫁である女性が担当することになります。仕事をもっていたのに休職や退職せざるをえなかったり、たいていは初めての経験を、ほかからの援助なしにひとつひとつ積み重ねていかなければならないのです。介護者が心身に受ける重圧は、とても大きいと思います。

43ページのグラフは、そのような介護者がとくに困っていることを調査した

「認知症の人と家族の会」の報告です。一対一の介護を二十四時間負担している人たちの苦悩が、まざまざと浮かんでくるでしょう。

認知症問題は、認知症の高齢者をかかえている家族にとっては、いままさに直面している最優先の問題であるわけです。

この「家族の問題」について、少しくわしく述べていくことにしましょう。

介護者を本当に助けてくれる情報とは

私は現在、川崎幸クリニック院長として地域医療にたずさわる一方で、一九八一年の「呆け老人をかかえる家族の会（当時。現在の「認知症の人と家族の会」）・神奈川支部」の設立当初から、顧問医（現在は支部代表）として認知症の高齢者とかかわりをもってきました。

また、横浜市瀬谷保健所（当時。現在の「横浜市福祉保健センター」）と西保健所の老人精神保健相談（いわゆる「認知症相談」）の嘱託《しょくたく》医として、認知症の相談を担当し、認知症に関する講演活動や、地域の老人デイケアにかかわるな

介護上で困っていること

（「公益社団法人　認知症の人と家族の会」の調査より）

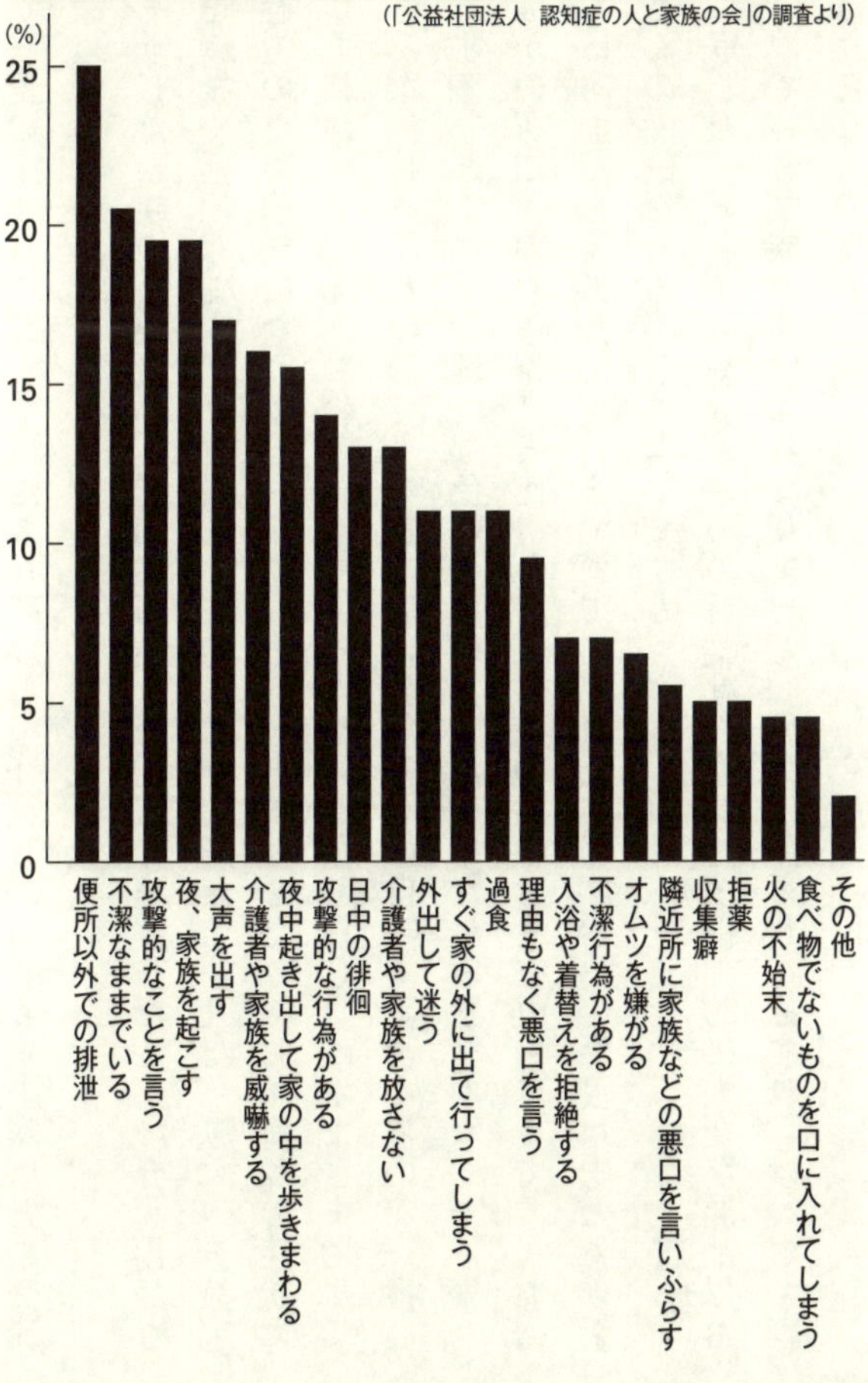

かで、認知症のお年寄りや寝たきり高齢者を介護している多くの家族との交流を深めてきました。

そうした家族のなかには、認知症の症状を正しく理解したうえで介護用品などをうまく活用して上手に介護をしている人がいるかと思えば、逆に、介護者が過労のため病気になって、お年寄りともども入院したり、お年寄りの症状にふりまわされて大混乱におちいっている人がいるなど、じつにさまざまです。

「どんな症状を示していても、認知症のお年寄りは自宅で介護するのが一番いいですよ。とくに、管理的な色彩の濃い入院治療はなじみません」

「ほかの認知症のお年寄りと比べたら、お宅の症状はまだ軽いほうです。お母さんはあなたを苦労してこれまで育ててくれたのですから、今度はあなたがお母さんの面倒を見る番じゃないですか」

こうしたアドバイスやなぐさめの言葉は、身体的・精神的に大変な混乱におちいっている家族の助けにはなりません。混乱は深まりこそすれ、けっして軽くはならないのです。

一方、私たちが体当たりでとり組んできた医療や地域活動は、幸い多くの方から支持が得られ、着実な成果をあげてきました。

たとえば、「認知症相談」や「家族のつどい」などに参加してから気分が落ち着き、余裕をもって介護ができるようになった人、ショートステイを利用して、疲れをとりながら自宅で介護を続けている人、また、本書のテーマ「認知症をよく理解するための九大法則・一原則」を知ってからお年寄りへの対応がうまくなった人など、あることが契機となって上手に介護できるようになったケースをたくさん見てきました。

認知症の高齢者をかかえる家族は複数の問題をもっているのが通例ですが、ある時点でもっとも深刻な問題がひとつでも解決すると、介護に自信がもてるようになり、より上手な介護が可能になるのです。

介護者がかかえる七つの問題

では、認知症の高齢者を介護する人たちがかかえる具体的な問題、あるいは苦労には、どのようなものがあるのでしょうか？　その主なものを七つにまとめ、それぞれに対する解決策を探ってみたいと思います。

まず一番目は、「介護そのものに要する身体的・精神的負担」です。

認知症高齢者の在宅ケアでは、二十四時間、介護を必要とする場合が少なくありません。入浴や衣服の着脱、移動時の介護など、体力を要する場合が多く、介護者がギックリ腰になって入院したケースもあります。

また、夜間不眠や幻覚、妄想などの出る「夜間せん妄」の症状がある場合には、介護者は夜もおちおち眠ることができません。

介護者の多くが女性であり、しかも高齢者が多いことを考えると（私の往診患者の最高齢者は百二歳の女性で、七十八歳のじつの娘さんがたったひとりで介護をしていました）、この種の負担は、想像を絶するものがあるでしょう。

解決策としては、隣人の手助けや、ホームヘルパー派遣制度、入浴サービスなどを利用して、身体的な苦労を少しでも軽くすることが大切になってきます。

また、デイサービスやショートステイ、寝たきりのお年寄りのための預かり入院なども不可欠な援助です。

また、認知症の高齢者をかかえる家族は、認知症診断、症状を改善するための治療、その他の合併症の予防と治療など、医療に期待するところは大きなものがあります。しかし、他方で「自分は病気ではないから病院には行かない」「もう家に帰る」などとお年寄りが強く言い張るため、通院や入所ができなくなった経験をもつ家族もかなり多いのです。

このようなとき、訪問診療してくれる医療機関があれば、家族の苦労はどれほど軽くなるかわかりません。

認知症高齢者の介護者がかかえる二番目の問題は、「知識不足からくる身体的・精神的負担」です。

たとえば、お年寄りの体にこれからどんなことが起こるかわからない、症状をどう理解すればよいかわからない、介護法や介護用品を知らない、ショートステイなどの福祉制度を知らない――といった知識不足のために、消耗する苦労をつづけている例がじつに多く見られます。

認知症の症状の基本的な特徴については、第三章で説明する「認知症の法則」を読んでいただければ、かなりの理解が得られると思います。

また、介護相談や療養教室、「家族の会」などから得られる情報が、この種の苦労を軽くしてくれます。参加者から、「私の場合はこうした」「これを使うと便利」といった介護のテクニックをいろいろと教えてもらえるからです。

一例をあげると、「家族の会」の会員であったTさんの場合、私がつなぎタイプのパジャマを教えるまでは、祖母の弄便《ろうべん》(便をもてあそぶ行為)にふりまわされていました。しかし、このパジャマを使い始めてからは苦労が激減し、そのほかのさまざまな認知症の症状に対しても、余裕をもって対処できるようになったのです。

まさに、「知は力なり」の好例といえるでしょう。

介護者が苦労する三番目の問題は、「周囲の理解不足・支持不足からくる孤立感」です。孤立無援で、「どんなことが起こっても、ひとりで対応しなければいけない」という精神的負担は、ときには肉体的な苦労を上まわることもあります。

とくに認知症のお年寄りの場合、後ほど第三章で述べますが、日ごろ面倒を見てもらっている身近な人に対しては認知症の症状がひどく出るのに、ときどきしか顔を合わさない人には、認知症の症状を感じさせないか、あるいは軽くしか出ないという特徴があります。そのため周囲の人は、どんなに善意の持ち主であっても、介護者の本当の苦労が理解できないということにもなるのです。

このような周囲の理解不足を改善していくには、やはり、地域的な幅広い啓《けい》蒙《もう》活動が必要です。

四番目は、子どもの授業参観や旅行、冠婚葬祭などにも介護のために出られないといった、「ごくあたり前の社会生活を送れない」という問題です。

「たまにはゆっくり買い物もしたい」
「年一回くらいは、家族そろって水入らずの旅行をしたい」
「一週間に半日くらい、趣味の時間をもちたい」
などが、その代表的な声です。

認知症のお年寄りの介護を始め、とくに二十四時間介護をするようになると、いままで当然のようにしていた人並みの生活を送ることが難しくなるのです。

二〇〇〇年に介護保険が施行されて、デイサービス、ショートステイ、ホームヘルプサービス、入所サービスなどが以前と比較にならないほど充実してきました。以前のような、〝二十四時間三百六十五日介護〟という状況は改善してきたと思いますが、活動的な認知症の高齢者には利用しにくい面もあります。介護家族に大きな負担のかからないように、社会的な援助の輪を広げていかなければならないと思います。

「突然の変化に対応できるかどうかという不安」、これが介護者につきまとう五番目の問題です。

「私がもし事故や病気で倒れたら、おじいさんの介護はどうなるんだろう」

「急に病状が悪化したら、どうすればいいんだろう」

このような不安は、お年寄りの介護をしている人なら、だれでも一度は考えたことがあるでしょう。これには医療・福祉・保健・地域と家族が一体となった対応が必要であり、在宅ケアが可能となるか否かの重要なポイントでもあります。

たとえば、不幸があって急に外出しなければならなくなった場合、お年寄りをかかえる家族はどうしたらよいか途方にくれます。こういうとき、すぐにショートステイを頼めれば、そしてそのことを知っていれば、家族の気持ちはとても楽になります。

私の勤めている川崎幸クリニックでは、訪問診療で治療を行なっている患者さんが夜間に急変した場合、当直医が敏速に訪問診療できるシステムをとっています。寝たきりの認知症高齢者を介護している人から、

「ちょっと家をあけたときに年寄りが亡くなるようなことがあってはと思うと、外出もままならず、気が重い」

という話をよく聞くのですが、このようなシステムが整っていれば、自宅で看取ろうと思っている家族は、安心して介護がつづけられるわけです。

第六番目の問題としては「部屋の広さなどの物理的条件」、七番目は「介護にともなう経済的負担」があげられます。

寝たきりの人がいると、どうしてもひと部屋を占有してしまいます。部屋数の少ないマンション住まいなどが多い都市部の住宅事情を考えると、ほかの家族が残りの狭いスペースで生活していくあいだに、精神的ストレスが蓄積して、深刻な事態を招かないともかぎりません。

自宅に部屋がないため、近くに部屋を借りて親を引きとったり、引っ越しせざるをえないケースもあります。

また経済的問題も深刻で、現在のところ、病院を退院して自宅介護に移った場合、残念ながらかえって負担が増えるケースが多数です。施策として広く検討されなければならない問題といえるでしょう。

ここまで見てきたように、認知症のお年寄りをかかえる家族は、身体的、精神的、物理的、そして経済的にありとあらゆる問題の渦中にいて、救いを求めています。社会的な援助として何をすればよいのか、検討しなければならない課題はいっぱい残っているのです。

せめて、寝たきりのお年寄りと同等の援助が早急に必要だと思います。

③医療と社会福祉の問題

さて、三番目の、「医療と社会福祉の問題」について考えてみましょう。

認知症の問題は、個人の努力で解決するには限界があり、社会と地域による積極的な援助を必要としていることはおわかりいただけたと思います。それでは、お年寄りとその家族を支える輪として、医療と社会福祉と地域はどのような役割を果たすべきなのでしょうか？

ひとことでいえば、前項で述べたような「家族のかかえている問題のひとつひとつに対して、きめこまかな対策を立て、実行すること」に尽きます。

認知症は治療できないから医療の対象ではないという対応が、残念ながらいまでもあるようです。訪問診療や訪問看護により、認知症の人や寝たきりの人たちへの医療的な支援を試みてきた私は、医療は介護者の支えとして十分に役割を果たすことができると確信しています。

たしかに、施設や制度がいかに充実したところで、お年寄りが幸福になって、家族が満足するわけではありません。でも、お年寄りがもっとも望ましい場所で、家族や隣人に見守られて一生を終えるのが幸福であるのだとしたら、地域の果たす役割は重大です。

そのための試みの具体例は第五章でくわしく述べますが、医療と社会福祉と地域の動きは、私たち一人ひとりの豊かな老後を考えるとき、なくてはならないものなのです。

介護者みんながたどる四つの心理的ステップ

自分のいまいる位置を知るために

認知症の高齢者をかかえた家族は、お年寄りがあらわす多彩な症状を懸命になって理解しようと努めます。しかし、多くの場合、それは空まわりに終わり、とまどったり、介護に疲れ果てたり、絶望的な気分にもおちいります。

私は、お年寄りにふりまわされていた介護者が、日々の介護をつづけていくうちに、「四つの心理的ステップ」をたどりながらベテランの介護者となるのを見てきました。

ここでは、どの介護者も必ずたどることになる「四つの心理的ステップ」について、順に説明していくことにしましょう。これまでを客観的にふり返り、あるいはこれからの行方を見通し、自分のいまいる位置を確認するうえで、きっと役に立つ指標になってくれるはずです。

第一ステップ＝とまどい・否定

〈「今日は何日？」「何日？」と、何回も同じことをくり返して聞く〉
〈散歩に出かけたのに、どこを歩いていたかわからなくなり、道に迷ってしまう〉
〈かかってきた電話を受けても、相手の名前や伝言を忘れてしまう〉
〈財布が盗まれたとか、品物がなくなったとか言って大騒ぎする〉

それまでしっかりしていたお年寄りがこんな言動を示し始めると、家族は「ちょっとオカシイな」と思うようになります。しかし、まずはそれを認めたくないという否定の気持ちが働きます。これが第一段階の「とまどい・否定」

家族のたどる四つの心理的ステップ

第一ステップ　「とまどい・否定」

お年寄りの異常な言動にとまどい、否定しようとする。悩みをほかの肉親にすら打ち明けられないで、ひとりで悩む時期。

第二ステップ　「混乱・怒り・拒絶」

認知症への理解が不十分なため、どう対応していいかわからず混乱し、些細なことに腹を立てたり、叱ったりする。精神的・身体的に疲労困憊してお年寄りを拒絶しようとする、もっともつらい時期。医療・福祉サービスなどを積極的に利用することで乗り切る。

第三ステップ　「割り切り、またはあきらめ」

怒ったりイライラするのは自分に損になると思い始め、割り切るようになる。あきらめの境地にいたる時期。同じ「認知症症状」でも、「認知症問題」は軽くなる。

第四ステップ　「受容」

認知症に対する理解が深まって、認知症のお年寄りの心理を自分自身に投影できるようになる。あるがままのお年寄りを家族の一員として受け入れることができるようになる時期。

のステップです。

人生の先輩である敬愛すべき両親、あるいは舅《しゅうと》や姑《しゅうとめ》を認知症と認めることは、その人の人格を否定するように感じられ、「これは認知症の症状ではないか？」と想像することすらはばかられるものです。

この時期には、お年寄りの異常な言動を「認知症の症状」ととらえずに、たとえば、お嫁さんはお姑さんのいやがらせととったり、身内が認知症になったことを否定したいあまり、気づいた事実をほかの家族にうち明けられずにひとりで悩んだりするようなことも起こります。

たとえば、それまで穏やかだったお姑さんがイライラするようになり、

「あなたが私の財布を盗ったのでしょう？」

とひどい剣幕で詰問したり、隣近所の人に、

「うちの嫁は、なにも食べさせてくれないのです」

とふれまわったりすれば、読者のみなさんも、現実問題としてどのように対応したらよいのかわからなくなるでしょう。

思い余ってご主人に相談しても、認知症の症状は、介護をしている人に対しては強くあらわれ（〈症状の出現強度に関する法則〉115ページ参照）、正常な部分と認知症の部分がまだらになってあらわれるため（〈まだら症状の法則〉125ページ参照）、「そんなことないだろう」と真剣にとりあってもらえないケースが多いようです。

また、肉親が認知症になったという事実を「他人」から指摘されるのは愉快なことではありません。そのため、介護の手助けを頼むつもりでご主人のきょうだいに実情を訴えたところ、「年をとれば、だれだって多少の物忘れぐらいはしますよ。私たちを生んでくれた母親が認知症だなんて！」と反発を受け、お嫁さんと親戚との折り合いがうまくいかなくなったケースもいくつも起きています。

第二ステップ＝混乱・怒り・拒絶

次に、お年寄りの症状が改善されないまま時間が経過しますと、家族は認知症ととらえるべきか否かわからなくなって混乱します。さらに、どんなに教えこみ、注意を与えても結果が見られないため、お年寄りに対して怒りの気持ちが湧きあがります。

じつは、認知症のお年寄りは新しいことを記憶できません（〈記銘力低下の特徴〉106ページ参照）。この知識がある方には、認知症のお年寄りにくり返しなにかを教えたり、注意することの無意味さと、それがお年寄りには苦痛にしかならないことを、すぐにわかっていただけると思います。

子どもの教育や高齢者のリハビリテーションなどで有効とされる「反復練習」は、認知症のお年寄りにはほとんど効を奏しません。

それどころか、厳しい表情や声で、

「何度同じことをくり返させるの？」
「どうしてこんな簡単なことがおぼえられないんですか!?」
と注意すれば、お年寄りの感情を逆なでしてしまうことになります。そのため、問題行動は大きく増幅され、介護の成果がいっこうに得られない介護者は精神的・身体的に疲労困憊して、ついにはお年寄りを拒絶しようとします。

これが第二段階の「混乱・怒り・拒絶」のステップです。

こうなると、家族の苦悩は極限に達します。日常的な苦労もさることながら、「こんな状態が、今後何年つづくかわからない」という不安が重くのしかかり、介護者を苦しめるのです。

つまり、介護者が認知症というものを正しく理解していないために、よかれと思って行なういろいろな行為が空まわりに終わり、お年寄りのほうも、ガミガミ言われたり、怒鳴られたりすることで、逆に認知症の症状をさらに進めていってしまうのがこのステップの時期なのです。

第三ステップ＝割り切り、またはあきらめ

第三のステップは「割り切り、またはあきらめ」です。

いくら注意しても、かんで含めるように教えても効果がないので、介護者は怒ったりイライラするのは損だと思うようになり、割り切るようになります。ある意味で、あきらめの境地にいたるのです。

同時に、お年寄りの症状が次第に理解でき、対応が上手になってくるのもこの時期です。同じ症状でも、「認知症問題」は軽くなるのです。介護を通して、また本や新聞、「認知症の人と家族の会」などを通して情報を得ることで、さまざまな介護のテクニックに精通してくるわけです。

そして、社会・医療・福祉からのある程度の援助があれば、病院や施設に預けずに家庭で介護しよう——という気持ちにもなってきます。

しかし、一方では、お年寄りの認知症が進行して、より多彩な症状を呈して

くるのもこの時期です。

ある問題行動が終わってホッとしていたら、また新たな症状が始まり、まだその症状に慣れていない家族が、再び「混乱・怒り・拒絶」の第二ステップの段階に逆戻りするという事態も、しばしば見られます。

第四ステップ＝受容

介護者が徐々に落ち着いて上手な介護ができるようになると、お年寄りの症状も落ち着いていくものです。

第四ステップは、認知症に対する理解がさらに深まって、認知症の症状を示しているお年寄りの心理を自分自身に投影できるようになり、あるがままのお年寄りを家族の一員として受け入れることができるようになる段階です。介護という厳しい経験を通して人間的に成長をとげた状態、ともいえるでしょうか。

さて、これら四つのステップの特徴を、「認知症の理解」という観点から考えますと、それぞれのステップで質的な変化を見ることができます。

お年寄りの認知症は、第一ステップでは「奇妙で、不可解で、縁遠いもの」、第二ステップでは「異常で、困惑させられる行動」の連続ですが、第三ステップになると「年をとってくればやむをえない現象」としてとらえられるようになります。

そして、第四の「受容」の段階では、

「年をとっていろいろな症状を示すお年寄りの気持ちがよくわかる。自分もいつか認知症になるかもしれないので、そのときのことを考えて、いま一所懸命、介護してあげたい」

というような、人間的理解がなされるようになっていくのです。

つまり、認知症への理解の深まりがお年寄りと介護者との関係を質的に変化させるのです。

といっても、私は「介護を通して心の修行をしなさい」と強要しているわけではありません。大切な身内が認知症になってしまったら、だれもがショックを受け、とまどい、否定したくなったり、混乱したりします。介護で何日も満足に眠れない日がつづけば、将来のことを思って不安になったり、パニックにもなります。

ただ、介護者が三つのステップを通過して第四ステップに入ったとき、介護者にとっても、お年寄りにとっても、自然で非常にいい状態での介護が可能になることを、ぜひ、みなさんに知っておいてほしいのです。

第一・第二ステップを飛ばして一気に第三ステップにいたる――というのはできない相談です。でも、さまざまな援助によって、一番つらく大変な第一・第二ステップの時期を、比較的軽い混乱や短い時間で通り抜けることはできると思います。

あとで述べる「認知症の法則」を理解し、「認知症の人と家族の会」への参加、福祉サービスの活用などを積極的に行ない、介護用品の上手な利用法に熟達して、第一・第二ステップをすばやく通り抜け、いち早く第四ステップの段階にいたるようになれば、再びお年寄りと家族とが笑顔を交わす〝普通の家庭〟が戻ってきます。

第二章

認知症を理解するためのQ&A

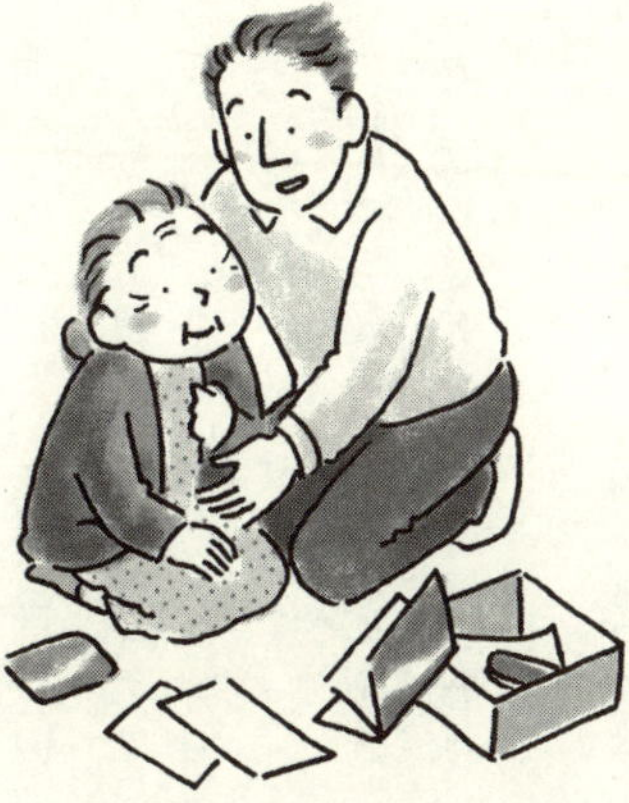

物忘れは認知症とはかぎらない

Q1　最近、どうも物忘れがひどくなりました。人の名前がすぐに出てこないことなどが多いのですが、認知症が始まっているのでしょうか？

A1　たしかに、五十代、六十代と年齢を加えるにつれて、私たちの記憶力は徐々に低下してきます。そのために、おぼえているはずの人の名前や電話番号、バス停やレストランの名前がすぐに思い出せないといったことに、自分で気づく機会が増えてきます。

しかし、こういったことは、年をとればだれにでも起こってくる一般的な老化現象です。ですから、それをただちに認知症の問題に結びつけて心配することは無用です。

とくに、本人が物忘れを自覚している場合は、認知症ではない証拠のようなものなので、ご安心ください。自分ではわからなくなった状態を、認知症の状態というのですから。

認知症の物忘れと老化の物忘れ

Ｑ２　認知症の物忘れと、老化によってしばしば体験する物忘れとでは、どんな点が違うのでしょうか？

Ａ２　認知症を特徴づける大きな症状のひとつに「記憶障害」がありますが、認知症の人とそうでない人との物忘れのあいだには、大変大きな違いがあります。

仮に、お年寄りが結婚式の披露宴に出席して、帰宅後、家族とこんな会話が交わされたとします。

「おじいちゃん、今日どこへ行ってきたの？」
「結婚式だよ」
「花嫁さん、キレイでした？」

「あー、キレイだった」

「お色直し、何回でした？　最初はウエディングドレスだったんでしょ？」

「よくおぼえてないなあ」

「主賓のあいさつはだれがなさったんですか？」

「だれだったかな、あの人は」

「ホテルのお料理、おいしかったでしょ？」

「どうも、くどい感じだったね」

　このように、結婚式の細かな部分は忘れてしまっていても、結婚式に出席したこと自体はおぼえているものです。

　ところが、認知症の症状のあるお年寄りになると、もうこのような会話は成立しなくなってしまいます。

「おばあちゃん、今日の結婚式はいかがでした？」

「はあ？」

「いやあねえ、結婚式にいらしたんでしょ？」

「はい、そうなんですか？」

「おぼえていないんですか？　ごちそうを食べてきたんでしょ？」

「いいえ、知りませんねぇ。私は朝ごはんも食べていませんよ。まだですか？」

　このように、ひとくちに「物忘れ」といっても、健康なお年寄りの物忘れと認知症のお年寄りの物忘れには非常に大きな差があります。

　認知症の症状があらわれたお年寄りの場合、わずか三〜四時間前の体験でも、すっかり忘れてしまっています。知人の名前がすぐに思い出せないどころではないのです。

　さらに症状が進むと、たった十分前のことでも忘れてしまいます。ですから、〈食事をすませたすぐあとに、「まだごはんを食べていないので、早くごはんにしてください」と要求する〉

〈散歩に出たら、どこを歩いているのかわからなくなり、ヘトヘトになっているところを警察に保護される〉

〈失禁をしても、「私は知りません、孫がやったんじゃないですか」と言い張る〉

……常識では考えられないこのようなことが、いろいろと起こるようになるのです。

認知症の原因

Q3　認知症は、なにが原因となって起こるのですか？

A3　認知症の原因は、脳の病変による「一次的要因」と、脳以外の「二次的要因」とに分けられます。一次的要因には、

①脳の萎縮性変化によるもの（アルツハイマー型認知症、レビー小体型認知症、前頭側頭型認知症）

②血管性変化によるもの（血管性認知症）

認知症の原因

認知症	一次的要因	**①脳の萎縮性変化によるもの** （アルツハイマー型認知症、レビー小体型認知症、前頭側頭型認知症） **②血管性変化によるもの** （血管性認知症） **③その他** （甲状腺機能低下症、慢性硬膜下血腫、正常圧水頭症、脳腫瘍、進行麻痺〔脳梅毒〕、アルコール性認知症など）
	二次的要因	**①身体的要因** （寝たきり、栄養不良、発熱、聴力・視力の低下など） **②精神的要因** （精神的動揺、混乱、不安、抑うつ、心理的防衛反応、適応性の低下、廃用、性格など） **③環境要因** （環境の変化、退職、介護者の気持ち・姿勢、人間関係、家族の離別・死別、家族構成、住居・経済状態、福祉制度など）

※認知症は、一時的要因と二次的要因がさまざまに関与しあって起こる。

③その他、甲状腺機能低下症、慢性硬膜下血腫《まんせいこうまくかけっしゅ》、正常圧水頭症、脳腫瘍、進行麻痺（脳梅毒）、アルコール性認知症など

があります（それぞれの説明は77～83ページ参照）。

外国では①の脳萎縮による認知症が多いのですが、現在の日本も同様で、厚生労働省の長寿科学総合研究の研究報告（一九九五年度）によれば、全体の約六割がアルツハイマー型認知症によるといいます。現在のところ真の原因は不明ですが、長寿化の社会で、今後もアルツハイマー型認知症は増加するものと思われます。

また、日本ではかつては②の血管性の認知症が多かったのですが、現在では約三割程度といわれています。

はっきりした脳の変化がなくても、精神的なストレスなどにより、認知症が出現することもあります。このような脳以外の要因を「二次的要因」と呼び、

京都保健会盛林診療所の元所長・三宅貴夫医師は、次のようにまとめています。

①身体的要因……寝たきり、栄養不良、発熱、聴力・視力の低下など。

②精神的要因……精神的動揺、混乱、不安、抑うつ、心理的防衛反応、適応性の低下、廃用（心や体を使わなくなったために機能の低下をきたした状態）、性格など。

③環境要因……環境の変化、退職、介護者の気持ち・姿勢、人間関係、家族の離別・死別、家族構成、住居・経済状態、福祉制度など。

たったひとつの原因で認知症が起こることはほとんどなく、一次的要因と二次的要因がさまざまに関与しあって起こります。

一次的要因による認知症の場合でも、身体的状態や周囲の人間関係などの環境の変化によって、その程度はさまざまに変化しますし、脳の萎縮がかなり進んだ段階でも、認知症の症状があらわれない人もいます。

たとえば、定年退職を機に認知症があらわれた人、精神的なショックを受けてから認知症になってしまった人、脳卒中の発作のあとに認知症になった人、転居後に突然徘徊が始まった人、神経とは直接関係のない病気（たとえば下肢《かし》の骨折など）のために寝こんでから認知症が急に進んだ人など、考えられる原因はじつにいろいろです。

いずれにしろ、脳神経細胞や血管の変化をもとに戻すことは困難ですが、二次的要因を少しでも改善することは可能です。認知症の症状を重くしている要因がなにかを考えることは、治療や介護にたずさわる者にとって大切なことなのです。

認知症の要因となる病気

Q4 認知症の要因となる病気といえば「アルツハイマー型認知症」が思い浮かびますが、ほかにもあるのでしょうか？　また、それぞれどんな病気

なのかも教えてください。

Ａ４　認知症のおもな一時的要因として、アルツハイマー型認知症、レビー小体型認知症、前頭側頭型認知症、血管性認知症、甲状腺機能低下症、慢性硬膜下血腫、正常圧水頭症、脳腫瘍などがあることは72ページで述べました。それぞれを順番にご説明しましょう。

アルツハイマー型認知症

大脳の神経細胞の萎縮と、「老人斑」と呼ばれる変化が見られるのが特徴です。原因は不明ですが、ベータアミロイドというタンパク質の老廃物が多量に蓄積し、神経細胞や神経のネットワークが破壊されることがわかっています。頭部ＣＴ、ＭＲＩの検査では、大脳、とくに記憶中枢のある側頭葉の海馬《かいば》と呼ばれる部分の萎縮が認められます。

物忘れから始まって徐々に進行します。運動神経は侵されないので、初期には体はよく動きます。進行がゆるやかになることはあっても、次第に大脳機能が喪失して寝たきりになっていきます。

四十歳後半～六十五歳未満に発症した場合を「アルツハイマー病」、六十五歳以降に発病した場合を「アルツハイマー型認知症」と呼びます。認知症の原因としてもっとも多いものです。

最近は、ドネペジル塩酸塩（アリセプトなど）、メマリー錠（メマンチン塩酸塩）、レミニール（ガランタミン臭化水素酸塩）、リバスタッチおよびイクセロン（リバスチグミン）の四種類の薬が使われるようになりました。脳の変化そのものを治すものではないので、認知症が進行すれば、薬の効果は期待できなくなります。

レビー小体型認知症

手の震えなどパーキンソン病のような症状、見えないものが見えるように感じる幻視、認知症症状があるのが特徴です。パーキンソン病の病変に見られるレビー小体という異常な構造物が、認知機能に関わる大脳全体に見られることから名付けられました。

「犬がいるから餌をやる」「お客さんが来ているからお茶を出して」というような生々しい幻覚が、もっとも目立つ特徴です。家族が否定すると、むきになって反論してきます。脳では記憶の中枢のある側頭葉と、目から入る情報を処理する後頭葉が萎縮したり活動性が低下したりするのが特徴で、そのために幻視が起こるのです。

手の震えや小刻み歩行、手足の硬さ、仮面のような表情の少ない顔といったパーキンソン症状のほか、便秘や失禁、立ちくらみなどの自律神経症状をともなうことがあります。パーキンソン症状に対しては、抗パーキンソン剤が有効な場合があります。

幻視に対してトランキライザー（抗不安薬）などを使うと、パーキンソン症状を悪化させることがあるので注意が必要です。

二〇一四年からアリセプトが治療薬として認められました。

前頭側頭型認知症

高度な判断や注意を集中させる働きを担う前頭葉や、記憶中枢のある側頭葉を中心とした脳の萎縮が特徴的です。

私たちは社会のルールに照らしながら、食欲、性欲など本能的な欲求行動をコントロールしています。前頭葉の働きが低下すると、人前で排便をする、陳列棚の食べ物をその場で封を開けて食べ始めるなど、反社会的行為をすることがあります。

落ち着かなくなり、同じパターンの行為を際限なくくり返す場合もあります。逆に、非活動的、無関心になり、興味が失われ、自発性が減退するときもあります。記憶力は初期には比較的保たれています。

動きが活発で対応に手間がかかるため、デイサービスなどで受け入れを拒否されることがあるのも問題です。

血管性認知症

脳の血管が詰まったり破れたりして起こるのが血管性認知症です。物忘れなどの認知機能の低下と、麻痺や手足の震えなどの運動障害をともなうことが特徴です。しっかりした部分と異常な部分が混在する「まだら症状」を示す場合もよくあります。

起こってしまった血管や神経細胞の変化をもとに戻すことは困難ですが、進行を予防するために、血管を拡張させたり、血液が固まるのを抑える薬が使われることがあります。

高血圧症や糖尿病、肥満、運動不足などは動脈硬化を進行させるので、それらの治療や予防は血管性認知症の予防になります。

甲状腺機能低下症

甲状腺機能低下症によっても認知症の症状が出ます。新陳代謝の中心的な働きをする甲状腺ホルモンが少なくなると、全身倦怠感、気力低下、物忘れ、体のむくみ（粘液水腫）などが現れます。診断がついて甲状腺ホルモン製剤を服用すると、症状が劇的に改善します。

慢性硬膜下血腫、正常圧水頭症、脳腫瘍など

慢性硬膜下血腫、正常圧水頭症、脳腫瘍、初老期のうつ病などによって認知症が起こっている場合には、驚くほどよくなることがあります。

転んで頭などを打ったあと、数日〜数週間後から認知症の症状や運動麻痺が現れた場合には、頭蓋骨《ずがいこつ》と脳との間に血液が徐々にたまる慢性硬膜下血腫や硬膜外血腫の疑いがあります。高齢者の血管はもろいので、頭を打ったというエピソードがなくても出血する場合もあります。頭部CTにより容易に診断できます。

治療は、頭蓋骨に一〜二か所穴を開け、ここから血の塊を吸い出すだけの簡単な手術です。開腹手術より負担は少ないので、高齢者でも安全に行なえます。

脳脊髄液が脳室に異常にたまって脳組織を圧迫するようになると、歩行障害などの運動麻痺、認知症の症状、失禁（これらを三徴候といいます）などの症状が出てきます。

頭部CTで脳の中心部の脳室が拡大していれば、正常圧水頭症が疑われます。この場合も、負担の少ない手術により症状が劇的に改善することがあります。

脳腫瘍も認知症の原因のひとつです。

七十四歳の女性が三週間前から急に妄想に襲われ、金銭管理が困難になったり、着替えを拒否したりといった症状が出たため、かかりつけの医師から専門医を受診するよう勧められ、私の外来にやって来ました。頭部CTで右前頭葉に広範囲の変化が認められたため、脳腫瘍と診断して、がんセンターに紹介しましたが、病状が悪くなる可能性が高いと思われました。

それから五か月後、夫の付き添いでその患者が来院して、あまりにも元気になっていたのでビックリしました。最終的に悪性リンパ腫と診断されて、抗癌剤で治癒したのでした。

治る認知症もある

Q5　認知症は、医学的な治療ができないものなのでしょうか？

A5　「認知症は治らない」と考えている人が多いようです。たしかに、ある程度進行した認知症を治すのは難しいといえます。

しかし、すでに述べたように、慢性硬膜下血腫、正常圧水頭症、脳腫瘍、初老期のうつ病などによって認知症の症状が起こっている場合には、正しい診断・治療が行なわれれば、驚くほど症状が改善することもあります。

これらの病気は、コンピュータ断層撮影（CT）で簡単に診断でき、脳外科の手術で治すことが可能です。検査も手術も、患者さんの負担は少なく、まれな病気ではないと思います。

認知症は治療できないものとはじめからあきらめないで、まず一度は専門医の診断を受けるようおすすめします。

認知症は自然な現象

Q6 認知症は、どのように定義したらよいのでしょうか？

A6 京都保健会盛林診療所の元所長・三宅貴夫医師は、認知症を、

「一度獲得した知的機能（記憶、認識、判断、学習など）の低下により、自己や周囲の状況把握・判断が不正確になり、適切な対応がとれなくなり、自立した生活が困難になっている老人の状態」

と定義しており、私もこの定義を支持したいと思います。

認知症は「精神病」などとしてとらえるよりも、むしろ、人間の老化にともなってあらわれるひとつの現象として把握したほうが自然であると考えるからです。

私たちの人生のはじめと終わりが、認知症という神秘のベールでおおわれている事実は、非常に興味深い生命のメカニズムと思えるのです。

「早期発見・早期治療」が大切

Q7 認知症をいち早く見つけることができるような信号はないのでしょうか？

A7 認知症のあらわれ方には、次のようなケースがあります。

- 急速に出現して慢性化するもの
- じわじわ進行するもの
- 物事がはっきりわかるときと、そうでないときとが混在するもの
- 一過性の認知症

とはいえ、認知症の初期の段階というものは、なかなかわからないものです。
家族が話しかけても、ボーッとしていてなかなか返事が返ってこない。しば

らくしてから、ハッと気づいたように「なんだったかね？」と言われたりすると、

「うちのおじいさん、そろそろ認知症の症状が出てきたのかしら？」

と心配になるかもしれません。しかし、家族と通常の生活を送ることができていれば、それはそれで、〝物忘れは多いけれど健常なお年寄り〟です。

身近で接している家族でも、まさかという否定の気持ちが働くため、お年寄りを認知症と判断するまでに、一～二年ぐらいの期間を要する場合は多いようです。

先にも述べましたが、認知症には一部に治療が可能なものがありますから、ほかの病気と同じように「早期発見・早期治療」が大切です。もっと早く病院に連れて来ればよかったと悔やむ人がいますが、日常生活において、いろいろと異常が感じられるようになった段階で、すみやかに受診することです。

最近では、認知症についての相談窓口がいくつも開設されていますので、かなり早い時期に、家族が相談にやって来るようになりました。

認知症の進行度と介護の大変さは無関係

Q8 認知症の進行度を知りたいのですが、どんな基準があるのでしょうか？

A8 認知症のお年寄りをかかえた家族の方が一番知りたがることのひとつに、「認知症の程度はどのくらいなのか？」という問題があります。

●記憶障害
●見当識障害（時や場所など、自分と周囲との関係がわからなくなる）
●夜間不眠・夜間せん妄（幻覚・妄想）
●失認（人やものの判断が困難となる）
●失禁
●失行（衣服の着脱や食事など、日常生活動作が困難となる）
●意識障害（妄想・幻覚）

●人格の変化（感情状態が不安定となる）

以上のように、認知症のお年寄りはいろいろな症状をあらわしますが、軽度・中等度・高度によって、症状にそんなに差があるわけではありません。問診で、患者さんにどの程度、症状が出ているかを知るための質問をするわけですが、「今日は何日ですか？」とか「いまの総理大臣の名前を知っていますか？」と聞いてお年寄りが答えられなくても、私は見当識障害や記憶障害があるとは決めつけないことにしています。というのも、健常なお年寄りであっても、月日や曜日を気にせず暮らしている人もいるし、また、政治にまったく興味のない人も大勢いるからです。

それよりも、患者さんといろいろ話をして、比較的新しい記憶がはっきりしている人は、「認知症ではない」と私は判断をくだしています。

一方、普通の常識をもった人がやらないような言動を行なうような場合には、それを認知症ととらえています。

もちろん、CTスキャンなどを利用して脳の器質的な変化を調べたり、いろいろな検査を行なったうえで、このような診断をくだすわけです。

一番問題となるお年寄りの異常行動は、認知症の進行度ではなく、お年寄りの気持ちをくんだ介護が行なえているかどうかによって左右される事柄です。それが達成できれば、介護は非常に楽になり、認知症問題も「問題」ではなくなってしまうのです。

あまり長くない認知症の期間

Q9 お年寄りの認知症は、どれくらいの期間つづくものなのでしょうか?

A9 寿命にも関係するのですが、症状があらわれたときの年齢と認知症の期間についてお話をすれば、157ページのグラフにあるように、一年後には四十一%の死亡率だったものが、四年後には倍以上の八十三・二%にもなっています。「重症の認知症のお年寄りの予後はあまり長くない」といえそうです。

とくに指摘しておきたいのは、認知症になると問題行動ばかりしているかというと、けっしてそうではないということです。ひとつひとつの問題行動は、半年〜一年間ぐらいでおさまっていくものなのです。

介護の仕方次第で、問題行動の程度を抑えることができますし、要領よく介護ができるようになるものです。

十〜二十年とつづく場合もありますが、お年寄りにできるかぎり温かい介護の手をさしのべてあげたいものです。認知症のお年寄りの身体的衰弱は速いのです。

同時に、認知症のお年寄りを介護する家族の人たちには、昔の「向こう三軒両隣」ではありませんが、周囲の人がはげましやねぎらいの声をかけるなど、介護をバックアップする援助の輪を大きく広げていってもらえたら……と思います。

第三章

認知症がよくわかる「九大法則と一原則」

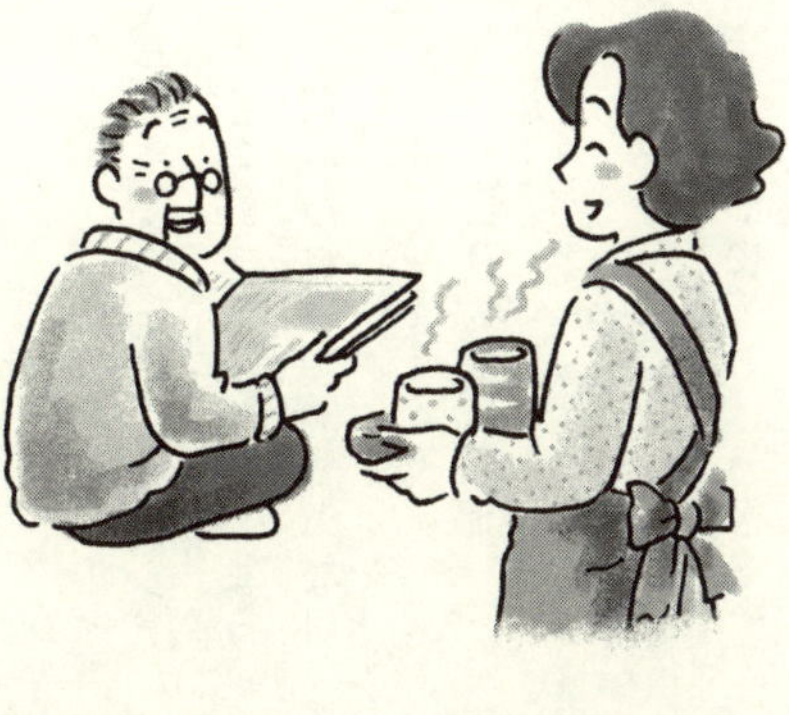

正しく理解すると介護はラクになる

認知症問題の解決は正しい理解から

認知症のお年寄りが示す症状は、昔のことはよくおぼえているのに最近の出来事はまったく忘れているといったひどい物忘れ、家族の顔すら忘れてしまう失認、徘徊、夜間不眠、金銭や物に対する強い執着、物盗られ妄想、簡単な日常生活すらできなくなる失行、失禁など、きわめて多彩にあらわれます。

そうした症状をまわりの人が理解しようと努めても、一般の常識からは、なかなかお年寄りの言動をとらえることはできません。

「これまでしっかりしていたお義母さんが、〝あなた、私のお金盗ったでしょう。返しなさいよ〟と、日に何度も言い始めました。どうしてでしょうか?」

「よその人にはしっかりとあいさつや返事もできるのに、私に対しては、ひどい認知症の症状を示します。いやがらせをしているのでしょうか？」

このように、お年寄りの示す多彩な症状を理解することができず、その行動にふりまわされてしまうことが多いようです。

ただオロオロとしているうちに、ますます症状が助長され、激しいものになっていく、というのがこれまでの実情でした。そして、介護者は、精も根も使い果たしてクタクタになっていたのです。

認知症問題の解決は、一にも二にも、まず認知症のお年寄りを正しく理解することから始めなければなりません。このことを家族の方は肝に銘じていただきたいと思います。

現実問題として、認知症のお年寄りの世話をすることは非常に大変です。しかし、介護をする家族の人たちが、これからご紹介する「認知症をよく理解するための九大法則と一原則」の知識をもっているかどうかによって、介護の手間は大幅に違ってきます。正しい知識は、ときとして、なによりも心強い味方になってくれるのです。

正しく理解すると介護はラクになる

そして、もうひとつ、正しい理解と正しい認識をもつことには重要な意味があります。認知症の症状はほとんど同じであっても、介護者による症状のとらえ方や認識の度合いによって、問題の深刻さが相当異なってくるという点です。いくつか具体例を比較しながら話を進めてみましょう。

たとえば、お年寄りの「失禁」が始まると、どの家族も大変困るのですが、その反応は家族によって違います。ある家族は、

「家の中がくさくてたまらないんです。どんなに言い聞かせても失敗ばかり……。もう耐えられない！　とても家では見られないので、どこか世話をしてくれる施設はありませんか？」

と言って相談窓口にかけこんできます。ところが、別の家族は、

「年をとればおもらしがあるのは、赤ちゃんと同じで仕方がないですよね。オ

ムツが濡れていては気持ちが悪いだろうから、うちでは早めに替えてあげています」

と言って、さらりとオムツ交換をします。そんな家族では、交換するときに多少の手間がかかるだけで、精神的なイライラは起きないのです。

外に出たお年寄りが道に迷って行方不明になってしまう「徘徊」の場合についても考えてみましょう。

徘徊が始まると、たいていの家族は大騒ぎをして捜しまわり、場合によっては警察などに出向いて協力を要請することになります。こんなことを一度でも経験すると、その後はお年寄りから目を離せなくなり、神経をすり減らします。

ところが、介護になれたベテランの家族は、徘徊癖のあるお年寄りの衣服に住所や名前、電話番号を書いた迷子札などをつけておいたり、あるいは位置確認のできる携帯電話をもたせるなどして、たとえ行方不明になっても連絡が来るまで待っていよう、とドッシリとかまえていることが多いものです。

また、住んでいる環境によっても、認知症の症状が引き起こす問題の深刻さには、大きな違いが見られます。

たとえば、集合住宅でお年寄りが夜間に大騒ぎすると、家族は自分たちが眠れないこと以上に、隣人に対する気がねで耐えられなくなってしまいます。しかし、隣家から離れた広い家であれば、そのような気をつかわなくてもすむわけです。

もちろん、集合住宅であっても、隣の人から、

「おじいさんのお世話、大変ですね。お互いさまですから、私たちのことは気をつかわなくてもいいですよ」

とひとことでも言ってもらえると、家族の気持ちは非常に楽になるのですが……。

このように、同じ認知症の「症状」でも、結果として引き起こされる「問題」は、人により、環境により、異なります。介護する側のとらえ方によって、大問題にもなれば、大騒ぎするほどではない解決できる・対応できる問題にも

なるのです。

言葉をかえれば、たとえ認知症の症状そのものに目立った改善が見られなくても、その問題のかかえる深刻さの内容を変えることは、介護者次第で十分に可能なのです。そして、そのポイントは認知症の正しい理解と認識にある、といっても過言ではありません。

認知症の理解を助ける九つの法則

さて、お年寄りの世話をしている家族からの訴えに対し、

「それは典型的な認知症ですよ」

「認知症の高齢者の示す症状には、これこれのようなものがあります」

などと説明するだけでは、家族が認知症を正しく理解して、上手な介護ができるようにはなりません。というのは、「なぜそのような行動をとるのか？」という疑問の答えにはなっていないからです。

「なぜそのような現象が起こるのか？」という疑問をもったとき、その原因を

説明できる法則がまとめられているなら、人はその法則を知ることで、目の前の現象をよりよく理解することができるものです。

そして、再び同じような現象に出会ったとき、その法則をもとに適切な応用をすることができるのです。

残念ながら、認知症が医学的にどのような原因から起こるかについては、まだくわしく解明されていません。しかし、私は数多くの認知症の高齢者を診察し、家族の方々からの相談を受けながら、たとえ原因が究明できなくても、認知症の症状のあらわれ方の理解を容易にするような〝共通の特徴〟はないかとつねに考えてきました。

そうして集めたデータをまとめあげることによって、**「認知症をよく理解するための九大法則と一原則」**ができあがりました。

「法則」と名づけたのは、ほとんどの認知症の高齢者に共通であることと、「これが基本的な特徴です」と言い切ることによって、お年寄りを介護する家族をそれ以上混乱させないためです。

「九大法則と一原則」

「認知症をよく理解するための九大法則と一原則」は次のとおりです。

【第一法則】記憶障害に関する法則

①記銘力低下の特徴

話したこと、見たこと、行ったことなども直後には忘れてしまうほどのひどい物忘れ。同じことをくり返すのは、毎回忘れてしまうため。

②全体記憶の障害の特徴

食べたことなど、体験したこと全体を忘れてしまう。

③記憶の逆行性喪失の特徴

現在から過去にさかのぼって忘れていく。昔の世界に戻っている。

【第二法則】症状の出現強度に関する法則

より身近な者に対して、認知症の症状がより強く出る。

【第三法則】自己有利の法則

自分にとって不利なことは認めない。

【第四法則】まだら症状の法則

正常な部分と認知症として理解すべき部分とが混在する。初期から末期まで通して見られる。常識的な人だったらしないような言動をある人がしているために周囲が混乱しているときには、「認知症問題」が発生しているのだから、その原因になった言動は「認知症の症状」であるととらえる。

【第五法則】感情残像の法則

言ったり、聞いたり、行なったことはすぐ忘れる〈〈記銘力低下の特徴〉〉が、感情は残像のように残る。理性の世界から感情の世界へ。

①ほめる、感謝する

②同情や共感をする

③謝る

【第六法則】　こだわりの法則

ひとつのことにいつまでもこだわりつづける。説得や否定は、こだわりを強くするだけ。本人が安心できるようにもっていくことが大切。

①こだわりの原因をみつけて対応する
②そのままにしておく
③第三者に登場してもらう
④関心を別に向ける
⑤地域の協力理解を得る
⑥一手だけ先手を打つ
⑦本人の過去を知る
⑧長期間は続かないと割り切る

【第七法則】　作用・反作用の法則

強く対応すると、強い反応が返ってくる。認知症の人と介護者の間に鏡を置いて、鏡に映った介護者の気持ちや状態が、認知症の人の状態。「押してダメなら引いてみな！」。感情残像の法則を思い出しながら、上手に対応するのがよい。

【第八法則】認知症症状の了解可能性に関する法則

老年期の知的機能低下の特性から、すべての認知症の症状が理解・説明できる。

【第九法則】衰弱の進行に関する法則

認知症の人の老化の速度は非常に速く、認知症になっていない人の約二〜三倍のスピード。

【介護に関する一原則】

認知症の人の形成している世界を理解し、大切にする。その世界と現実とのギャップを感じさせないようにする。

では、順次、説明を加えていくことにしましょう。

第一法則＝記憶障害に関する法則

記憶障害は認知症の一番基本的な症状であり、例外なく全部の人に見られるものです。

記憶障害が引き起こされることによって、お年寄りはさまざまな認知症の症状をあらわすことになるのですが、それらを分類すると、この記憶障害の世界には次の三つの特徴があります。

①記銘力低下の特徴
②全体記憶の障害の特徴
③記憶の逆行性喪失の特徴

これら三つの特徴について、まずは述べることにしましょう。

①記銘力低下の特徴

私たちの記憶は、新しい経験をおぼえこむ「記銘力」、それをなんらかの形で保存していく「把持《はじ》」、さらに、おぼえたことを再生する「想起」の三要素に分けることができます。

認知症のお年寄りは、そのうちの「記銘力」がとくに悪くなっていくのです。つまり、新しいことがおぼえられないのです。

認知症のお年寄りから「今日は何曜日？」とたずねられて、あなたが返事をしたとしましょう。しかし、五分後にはまた、「今日は何曜日？」と聞かれるに違いありません。そして、その五分後にも……。

認知症のお年寄りをかかえる家庭では、一日に同じことを何十回とたずねられるということが起こります。認知症のお年寄りがこのようにひどい物忘れ状態になっていることを、介護をする人はまず頭に入れておくことが大切です。

実際のケースでは、このことに対する認識が浅いため、小さい子どもに教えるように、「あれをしてはいけない、これもいけない」と、何度も言い聞かせようとすることがよく起こりがちです。

しかし、同じことを何度言っても（認知症の症状によって記銘力の低下の度合いに差はありますが）、おおむね馬耳東風《ばじとうふう》で、本人はすぐに忘れてしまいます。いくらくり返し教えても、その成果はまったくあらわれません。

逆に、世話をする家族のほうが、うんざりしてイライラがつのり、つい大声でお年寄りを叱ってしまったり、軽蔑するような態度をとるようなことが起こります。この点が幼児の教育とは大きく違うところです。

「赤ん坊でもわかることを、どうしておじいさんはできないの！」

とガミガミ説教しても、お年寄りからすれば、まったく記憶にないことを責められていることになるのです。しかも、記憶の世界はいわば崩壊状態であっても、感情の世界はそのまま残っています。そこでお年寄りは、

「この人は私にあたり散らしているけど、なにを怒っているんだろう。イヤな人だ。うるさい人だ」

と介護者に対して悪感情を抱くようになり、その感情のたかぶりが、認知症

の症状をさらに悪化させることになるのです。

つまり、認知症のお年寄りが新しいことをおぼえられないという〈記銘力低下の特徴〉を知らないで行なわれる介護者の対応法のとり違えが、じつは、認知症のお年寄りの症状をいっそうひどくすることになっていたのです。

たしかに、同じことを何回も何十回もくり返されると、イライラするし、わずらわしいと思います。また、「こう言ってわからなかったから、今度はああしてみよう」と新たな対応の仕方を考えて、そのネタが切れて途方に暮れることもあるでしょう。

しかし、これも認知症の症状のひとつの特徴なのだと割り切り、お年寄りに悪感情を抱かせないような対応をするといいのです。

財布がなくなったと騒いでいるお年寄りに、「財布がなくなったの？　大変だね」と、本人が言ったことをそのままやさしい口調で返してあげると、お年寄りはおさまります。家族の方は、この法則をまず念頭に入れて、接してほしいと思います。

②全体記憶の障害の特徴

私たちの記憶力ははかないもので、今日の出来事でも、こまかなことは結構忘れてしまうものです。しかし、大きな出来事や重要と感じたことについては、頭の中に記憶としてとどめて保持します。

たとえば、昨日の夕食の献立を聞かれたとき、つぶさに即答できる人は少ないでしょう。「あれ？　待てよ」とつぶやきながら、メニューを一品一品思い出していくに違いありません。でも、今朝、朝食を食べたかどうかは、おぼえていると思います。

認知症のお年寄りの場合、「食事をした」というような一日のうちの大きな行為そのものをごっそり忘れてしまう――ということがひとつの特徴です。ですから、たったいま食事をしたばかりなのに、

「まだ食べていない。私を飢え死にさせるつもりか！」

と言って、家族を困らせることがよく起こるのです。

このように、認知症のお年寄りの記憶障害は、「日曜日はデパートへ行った」

「十九日は映画に行った」など、記憶の節となるような大きな出来事ですら、記憶にとどめたり、思い出すことができないで、その全体をごっそり忘れてしまうのが特徴です。

これを〈全体記憶の障害の特徴〉といいます。

たとえば、お年寄りをデイサービスに連れて行った家族が、心配でのぞいてみると、楽しそうに歌を歌ったり、ゲームをしているので安心したとします。家に戻り、「今日はデイサービスに行って楽しそうだったね」と聞くと、ある程度、認知症の進んだお年寄りは「今日はずっと家にいた。どこにも行っていない」と言うのです。

「おばあちゃん、なにを言ってるの、忘れちゃったの？　こんな歌を歌ったり、あんなゲームをしたでしょ？」

と思い出させようとしても、思い出せないのです。

そんなときは、無理に思い出させようとせず、「いまは思い出せないけど、半日楽しく過ごせたのだから、それでよしとしよう」というふうに割り切ることで、家族の混乱も減ると思います。

認知症のお年寄りの記憶は、新しいものについては期待しないほうがいいようです。

③記憶の逆行性喪失の特徴

この特徴は、認知症のお年寄りに蓄積されたこれまでの記憶が、現在から過去に向かって、どんどんさかのぼって失われていくという現象が見られる——ということです。

具体的には、現在を起点として、ここ数年から数十年の記憶をすっかりなくしてしまうようなことが起こります。

お年寄りに年齢をたずねると、「四十歳」とか「十八歳」とか、およそ本人とはかけ離れた答えが返ってくることが往々にしてあります。主張する年齢から現在にいたるまでの記憶が消えてしまい、まだ残されている古い記憶の世界をあたかも現実の世界として受けとめ、過去の時間のうえで生活をするようになるわけです。

認知症の症状がだんだん進むにつれて、お年寄りは若い時代に体験した世界に暮らすことになります。

〈会社に行くと言って、背広を着て出かけようとする〉

〈夕方になると落ち着かなくなり、荷物をまとめて、昔の自分の家に帰ろうとする〉

〈自分の子どもはまだ小さいと言い、目の前の壮年の息子を父親か兄弟であると言う〉

〈いま何歳かと聞かれると十八歳と答え、結婚前の姓を呼ばれてはじめて返事をする〉

などということがあっても、この法則を知っていると、お年寄りの置かれている世界を介護者が把握することができ、どのように対応すればよいかもわかってきます。

たとえば、タイムマシンで、突然、数十年後の世界に送られてしまったとしましょう。そして、目の前に成長した子どもがやって来て、「あなたの子どもですよ」と言われても、なかなか信じることができないと思います。

それと同じように、認知症のお年寄りは、子どもはまだ小さいと思っているのですから、成人した息子を前にしても自分の子だと認めませんし、妻は若いと思っているのですから、白髪の目立つ、シワのよった妻をわからないのです。なんとか説得しようと試みる周囲の人間を、自分をペテンにかけようとする敵とみなす場合もあります。

この特徴は非常に応用範囲が広いので、介護者は、お年寄りが暮らしている心の世界に入りこみ、その世界を楽しむぐらいの余裕をもってください。そうすれば、お年寄りとのコミュニケーションをはかるのも可能になります。

コミュニケーションといえば、私が往診をしているなかに、お年寄りのことを「おじいちゃん」「おばあちゃん」ではなく、「○○さん」「△△ちゃん」と呼んでいるご家族が結構あります。

はじめからそのように呼んでいたわけではありません。心の世界での年齢が若くなるにしたがって、おじいちゃんでもおばあちゃんでもなくなるので、コミュニケーションをとるためには、昔から変わらない符牒《ふちょう》である「名前」で呼びかけるしかなくなるのです。

介護がうまくいっている家庭では、このような対応をしています。

〈記憶障害に関する法則〉によって、数多くの認知症の症状が説明できることがわかっていただけたと思います。

ここで私たちが心得ておかなければならないことは、「記憶になければ、その人にとって真実ではない」という事実です。

あなたが見知らぬ人から「先日貸した金を返せ」と言われても、記憶になければ、けっしてお金を借りたことを認めないと思います。まわりの人にとっては真実であっても、記憶障害のため本人には真実でないのが、認知症のお年寄りの日常である、と知っておくことが大切です。

認知症にともなってあらわれる、一番大きな症状である記憶障害についてのこれら三つの特徴を知っているだけでも、かなり正確に、認知症のお年寄りの行動を理解することができると思います。

第二法則＝症状の出現強度に関する法則

より身近な者に対して認知症の症状がより強く出る、というのがこの法則の中身です。

日夜、大変な苦労をしながらお年寄りを世話している介護者に対して、お年寄りは一番ひどく認知症の症状をあらわします。この法則が理解できていないと、お年寄りの認知症症状を把握するときに、介護をする人とまわりの家族とのあいだに、大きな差が生まれます。そして、

「一所懸命介護してあげているのに、感謝しないばかりか、ひどい態度をとる」

と介護者ひとりが嘆き、なさけないと悔し涙を流します。ほかの家族は大げ

さすぎると言って、介護者の努力に感謝しないばかりか、むしろ非難するといった「認知症問題」が、これまでたくさんの家庭に起こってきました。

二十四時間つきっきりで世話をすることを要求される認知症の高齢者の介護は、精神的にも肉体的にも非常にきついものです。耐えかねたお嫁さんが、別居しているご主人のきょうだいにSOSを発しても、見舞いがてら様子を見にきた人や近所の人に対しては、認知症のお年寄りは予想以上にしっかりした対応をとってしまいます。

そのため、

「私が話してみると、しっかりしているわよ。年をとれば、だれだって少しは物忘れをするものよ。お義姉さんが言うことは大げさなんじゃない？」

と、介護者にねぎらいの言葉をかけることも忘れ、かえって陰口をたたいたりすることさえ起きるのです。

診察室や認知症相談の場などでも、お年寄りは普段の様子からは想像できないほどしっかりと対応できるため、認知症の程度はひどくないと診断されがちです。家族は「専門家でさえ、本当の認知症の状態が理解できないのだ」と思い、絶望と不信におちいります。

このように、隣近所の人や別居している子どもたちが訪ねてきても、介護者が訴えるほど認知症がひどくないと感じられるのは、この法則を知ることで理解できます。

では、認知症のお年寄りは、なぜこうした「いじわる」ともとれる行動をとるのでしょうか？　私は次のように解釈しています。

幼児は、いつも世話をしてくれる母親に対しては、甘えたり、わがままを言って困らせますが、父親やよその人に対しては、もっとしっかりした態度をとります。これは、母親が憎くて困らせようとしているのではありません。母親を絶対的に信頼しているからこそ、わがままも出るのです。

認知症のお年寄りも、介護者をもっとも頼りにしているからこそ、認知症の症状が強く出るのだ――そう考えるのは類推のしすぎでしょうか。

一所懸命に介護をしているのにひどい仕打ちをされている介護者には、それがなかなか理解してもらえないのですが、たとえば次のような事実が、そのことを証明していると思います。

世話をしているお姑さんから、「おまえは泥棒だ」と何度も言われたお嫁さんが、耐え切れなくなって実家に帰ってしまいました。「泥棒」がいなくなってお姑さんが安心したかというと、そうではありません。その日から落ち着きがなくなって、お嫁さんを必死に捜しまわりました。

こうした行動に、信頼できる人がいなくなった不安が見てとれます。つまり、介護者をもっとも信頼しているからこそ、認知症の症状が介護者に対して強く出る、と考えられるのです。

もっとも、認知症のお年寄りでなくても、家族の前とほかの人の前で、まったく同じ態度という人は少ないですよね。よく知らない人の前ではしっかりした対応をする認知症のお年寄りのことを、異常だと思うほうが変なのです。

認知症のお年寄りをかかえる家族へ援助を進める場合、この第二法則はきわめて重要です。というのは、どのような善意の援護者であっても、お年寄りとの短時間の交流経験だけでは、介護者の真の苦労を理解できないからです。

「おじいちゃんは、ずいぶんしっかりしていますよ。それほどぼけていないのではないですか？」

家族をはげますつもりでかけたこんな言葉が、家族の気持ちをどれほど傷つけるかわかりません。

第三法則＝自己有利の法則

この法則は、認知症のお年寄りは、自分に不利になることは認めようとしない、ということです。

「おじいさん、あれほどお願いしたのに、またおしっこをもらしたでしょう！」

小水で濡れた床を示されて、介護者に失禁したことを指摘されたとしましょう。すると、お年寄りは、

「私にはおぼえがない。私がおしっこを失敗するはずがない。犬か孫がやったんではないかね」

と見えすいた自己弁護をして、介護者との人間関係を悪くしたりするのです。常識的に考えれば素直に謝るべきことなのに、「平然とウソをつく」態度を見て、介護者の心にお年寄りに対する悪感情が頭をもたげてきます。

しかし、認知症のお年寄りは、第一法則、第二法則で述べたような理由から、異次元とも思える空間の中を生きているのです。そのため、その場しのぎに自分に有利な言動をすることを、介護する人は理解してあげることが必要です。

また、財布や預金通帳など自分が大切にしまっておいたものを、記憶障害によってどこに置いたか忘れてしまい、「私から盗ったものを返せ」と介護者につめ寄ることも、認知症の高齢者をかかえた家庭ではしばしば起こります。

このような行為も、〈自己有利の法則〉によって考えれば、次のように理解できます。

〈記憶障害によって、しまい忘れたものが見つからない〉

←

〈なければ不安になる〉

←

〈しかし、自分で紛失したとなると、自分自身にとって不利なことになるので、だれかが盗ったのだと考える〉

←

〈よその人が盗ったと考えるよりも、目の前の人が盗ったと考えたほうが〝思考経済的〟であるし、自分のものをその人からとり戻せる〉

←

〈判断力の低下によって、相手がどのような不快感をもつかを判断できないから、平気である〉

このようにして、介護者が犯人扱いされるというわけです。

さらに、お年寄りは、月日や曜日、名前などをたずねられても、

「さあ、何日でしたかねえ」

と相手に問い返すような返事をしたり、

「なんて名前でしょう。もう何年も生きているから、忘れてしまいましたよ」

と笑いながら答えて、認知症と気づかせないような応対を見事にやってのけるテクニックも身につけています。

また、やさしい言葉でていねいにたずねられても、自分に不都合なことであればうまく言い逃れをしたりするのも、認知症高齢者の特徴のひとつです。

難しいことわざを使って言い訳するのを聞いたりすると、家族は「自分のことになるとあれほど機転が働くのだから、認知症ではないのではないか？」と思えてきます。

しかし、言い訳の内容には明らかな誤りや矛盾が含まれるため、「都合のいいことばかり言う自分勝手な人」「ウソつき」などと、お年寄りを低い人格の持ち主と考えて、介護意欲を低下させてしまう家族も少なくないようです。

こうした認知症高齢者の言動には、「自己保存のメカニズム」が本能的に働いているに違いありません。つまり、人はだれでも、自分の能力低下や生存に必要なものの喪失を認めようとしない傾向をもっており、認知症のお年寄りも同様なのです。

それはおそらく、自己保存の本能に根ざすものだと私は思うのです。

社会生活に適応するということは、本能の直接的なあらわれを、判断力・推理力などの知的機能によって抑制することにほかなりませんが、認知症のお年寄りは知的機能が低下するため、本能的な行動が表面にあらわれやすくなっているのです。

普通、私たちは、見えすいたウソをついてもすぐにばれるし、ばれたらもっとこじれるとわかっているから、あやまちを認めたり、訂正したりします。しかし、認知症のお年寄りはそういった判断力や推理力が低下してきているので、人からウソと思われるようなことでも言ってしまうのです。

そうしたお年寄りにめくじらを立てて説教したり、諭《さと》して再教育をしようとしても、ほとんど無駄であるとおぼえておいてください。それも認知症の症状のひとつととらえることが大切です。

たとえば、お年寄りが「メガネがなくなった」と大騒ぎし、さんざん捜しまわったあげくに、いつも使っている引き出しから見つかったとしましょう。そんなとき、

「ここにあったじゃないですか。おじいちゃんが自分でしまい忘れたんでしょう」

と注意しても、

「いや、自分はしまわなかった。だれかが知らないうちに、そこに隠したのだ」

といった言葉が返ってくるだけです。そうではなく、

「おじいちゃん、ここにありましたよ。見つかってよかったね」

という受け答えをするほうがベターなのです。

〈自己有利の法則〉を知っていると、無意味なやりとりや、かえって有害な押

し問答をくり返さずに、混乱を早めに収拾することができるようになります。日々の介護で混乱させられている家族の方は、「自分たちは、この法則で説明できる症状にふりまわされているのではないか？」と考えてみてください。

第四法則＝まだら症状の法則

認知症のお年寄りは、認知症の症状があらわれると、異常な行動ばかりするかというとそうではなく、必ず正常な部分と認知症の部分が混じりあって存在している――というのが〈まだら症状の法則〉です。

認知症の症状がいくら進んでも、この法則は区別なく適用されます。

ほかのことはしっかりしているのに、ものやお金に対する異常な執着とか失禁など、ある部分はぼけているという場合、家族はその異常な言動をどう理解してよいか迷い、とても混乱するものです。

お嫁さんがお姑さんのそうした症状に気づいても、ご主人などにその異常をありのままに告げることがはばかられたり、本気で話し相手になってもらえなかったケースが、全国には山のようにあります。

認知症の初期の場合、お年寄りは身だしなみや話しぶりもしっかりとし、一見、正常であるように見えるため、その症状が嫁いじめ、いやがらせと見なされることが多く、介護者のストレスは極限に達することもあります。

ここで、私たちの「常識的な世界」での例を考えてみましょう。

数学の難しい連立方程式をスラスラと解ける人が、「二たす三は六」と答えたとします。周囲の人は、その人が勘違いをしてしまったか、あるいは、自分たちをからかうつもりでわざと誤った答えを言ったと考えるでしょう。「この人は簡単な算数ができない」とは、けっして思わないはずです。

このように普通の常識的な世界では、一定レベルの能力をもち、分別のある人は、つねに相応の言動をするものだと理解されています。たとえ「おや？」と思うような言動をしても、それは勘違いや冗談だと見なされるわけです。

ところが、〈まだら症状の法則〉が適用される認知症の世界では、事情がまったく違っています。本人はごく普通の思考をしているつもりでも、連立方程式が簡単に解けるときもあれば、「一たす二」がわからないときもあるのが、認知症の世界なのです。

つまり、均一でなく「まだらな世界」なのです。

私たちの世界でも、うっかりや勘違いがごくあたり前に起こるという意味では、だれでも多かれ少なかれ「まだら症状」を示すものです。「あの人がなぜあんなばかなことを……」と言いたくなるような場面は少なくないし、会社では有能な人が家では「粗大ゴミ」になってしまったり、勉強はよくできても人としてのモラルを欠いた人もいます。

ですから、「まだら症状」はだれにでもある、ともいえるのです。

さて、すでにおわかりのように、「まだら症状」のお年寄りに対して、「どうしてこんな簡単なことがわからない（できない）のかしら。ほかのことはなんでもやれるのに……」

と嘆いたり、

「言うことだけ一人前で、やることはでたらめなんだから。まったく腹が立つ」

と怒ったりしても意味がありません。むしろ、介護者の精神的負担が増すばかりです。常識的な人だったら行なわないような言動をお年寄りがしている場合、それは「認知症の症状である」と割り切ることが大切です。

子どもがカゼをひいて咳や痰《たん》、のどの痛み、高熱などの症状を示している場合、親は自分たちが眠れなくても子どもを叱ったりしないでしょう。認知症の症状も、このカゼの症状と同じようにとらえることができれば、介護上の混乱は大幅に少なくなると思います。

前に述べた「認知症高齢者の家族のたどる四つの心理的ステップ」の第三ステップ「割り切り、またはあきらめ」にいたった家族は、このような割り切り方ができるようになった人たちなのです。

第五法則＝感情残像の法則

認知症のお年寄りは、第一法則の〈記憶障害の法則（記銘力低下の特徴）〉が示すように、自分が話したり、聞いたり、行動したことはすぐに忘れてしまいます。しかし、感情の世界はしっかりと残っていて、瞬間的に目に入った光が消えたあとでも残像として残るように、そのとき抱いた感情は相当な時間つづきます。

このことを〈感情残像の法則〉といいます。出来事の事実関係は把握できないのですが、それが感情の波として残されるのです。

お年寄りの症状に気づき、医師からも認知症と診断されて、介護を始めた家族は、最初は大変な混乱におちいります。とくに、「家族のたどる四つの心理的ステップ」のうちの「とまどい・否定」（第一ステップ）、「混乱・怒り・拒絶」（第二ステップ）の段階では、家族は認知症を少しでも軽くしたいと思い、お年寄りにいろいろと教えたり、くわしい説明をしたり、注意したり、叱ったりします。

しかし、このような努力はほとんどの場合、効を奏さないばかりか、認知症の症状をかえって悪化させてしまいます。まわり（とくに一所懸命介護をしている人）からどんなに説明を受けても、その内容はすぐに忘れてしまい、単に相手をうるさい人、イヤなことを言う人、怖い人ととらえてしまうのです。自分のことをいろいろと気づかってくれる身近な人とは思わないのです。

たとえば、

「不潔にして病気になるといけないから、お風呂に入ろうね」

「寝たきりにならないよう、リハビリをしましょうね」

などと介護者がやさしく言っても、「うるさい」「余計なお世話だ」と怒りだすお年寄りが結構います。介護者にしてみれば、お年寄りのことを案じてやさしく言っているのに、なぜ怒るのかわからず、とまどってしまいます。

でも、お年寄りのほうは、介護者から言われた「不潔」「寝たきり」という部分のみが〝イヤな感情〟として記憶に残り、相手に対して感情的に向かっていってしまうのです。そう考えると理解できるでしょう。

私たちも、他人からイヤなことを言われたら不快に思いますが、「あの立場に立てば、私だってああいう言い方をしてしまうかもしれない」「私のことを思って、あえて苦言を呈してくれたんだ」などと考え、感情をコントロールします。

しかし、認知症のお年寄りは、そういった判断力や理解力などが低下してしまっているので、すぐ感情的に反応してしまうのです。

認知症のお年寄りたちは、記憶などの知的能力の低下によって、一般常識が通用する「理性の世界」から出て、理性とは対極の「感情が支配する世界」に住んでいると考えたらいいと思います。

それは、動物の世界に似た一面があります。弱肉強食の世界に住む動物たちは、相手が敵か味方か、安心して気を許せるものか、警戒しなければならないものかをすみやかに判断し、感情として表現します。そんな感情の働きがなければ、たちまちほかの動物の餌食《えじき》となってしまいます。

認知症のお年寄りも、同じような存在です。安全で友好的な世界から抜け出してしまったお年寄りは、感情を研《と》ぎすましして生きざるをえない世界の中に置かれているのです。

周囲の人は、そのようなお年寄りが穏やかな気持ちになれるよう、心からの同情の気持ちで接することが必要となります。つまり、お年寄りを介護するときには、「説得よりも同情」が大事なのです。


さらに、「感情が残る」といっても悪い感情ばかりが残るわけではないので、できるだけよい感情が残るように接することが大切です。自分を認めてくれ、やさしくしてくれる相手には、お年寄りも穏やかな接触をもてるようになるものです。

私は介護者に、よくこのように話します。

「あなたとお年寄りのあいだに、鏡が置いてあるのと同じです。鏡に映るあなたの気持ちが、すなわち、お年寄りの症状なのですよ」

そうはいっても、毎日の介護で心身ともに疲れている人には、いつもニコニコ、親切で、いい顔なんてできるわけがないと思うでしょう。その気持ちはよくわかります。

でも、そういう大変な時期だからこそ、介護の苦労をわずかでも減らしたいと思うのなら、できるだけお年寄りにいい感情を残すようにすることが大事です。たとえそれが演技であってもかまわないのです。

お年寄りにいい感情を残すためのポイントは三つあります。

まず「初めのひとことは、ほめたり、感謝する言葉を出す」ということです。

たとえば、お年寄りが濡れたままの洗濯物をとりこんでいるのを見つけたとき、

「まだ乾いていないのに、お義母さん、どうしてわからないの！　よけいなことをしないでください！」

と言うのと、

「あら、お義母さん、手伝ってくれてありがとう。あとは私がやりますから、そちらで休んでてください」

と言うのとでは、その後の介護のしやすさが大きく違ってきます。

ふたつ目は「同情や共感をすること」です。

財布がないと騒いだり、盗んだのだろうと疑ったりするお年寄りに対しても、

「お財布がないんだって？　大変ね。困ったわね」

という言葉をかけたり、見つかったときには「よかったね」とくり返していれば、症状は落ち着いてきます。

三つ目は「謝ること」です。

「ごめんなさい。いま、お食事を用意していますからね」

「ごめんね、オムツとり替えましょうね」

と、まずこちらから謝りながらやれば、介護が楽になるのです。

最初のうちは難しいかもしれませんが、

「どうもありがとう。助かるわ」

「そう、それは大変だね」

「それはよかったね」

「ごめんなさい」

などと自然と言えるようになれば、上手な介護ができているといえます。

たとえ本当はいい人でも、はじめの印象が悪いと、なかなかそれをぬぐい去れず、うちとけるまでに時間がかかったりするものです。お年寄りに対してもちょっとした心くばりをすれば、いい印象を与え、お互いの関係を円滑にできるのです。

第六法則＝こだわりの法則

〈こだわりの法則〉は、あることに集中するとそこから抜け出せない、周囲が説明したり、説得したり、否定したりするほどにこだわりつづける、という特徴をあらわしたものです。

たとえば、外出先からガラクタを拾って帰ってくるとそれがずっとつづいたり、タンスの中の着物を部屋じゅうに広げ始めれば、家族がいくら片づけても毎日広げるようになったりします。

そういうときにはどうしたらいいのか、いくつか対応のポイントをあげてみましょう。

①こだわりの原因をみつけて対応する
②そのままにしておく
③第三者に登場してもらう
④関心を別に向ける
⑤地域の協力、理解を得る
⑥一手だけ先手を打つ
⑦お年寄りの過去を知る

⑧長期間はつづかないものと割り切る

それぞれのポイントについて、くわしく見ていきましょう。

①こだわりの原因をみつける

私が担当していた保健所の認知症相談（老人精神保健相談）に、初老期の女性が次のような相談に来られました。

「私が外出から帰ると、主人が『今までどこに行っていたのだ。どこで男と逢っていたのだ』と毎回言うようになりました。先日、息子と一緒に帰宅しましたら、息子と関係しているとまで言い出しました。情けなくて……。どうしたらいいでしょうか」

さらに話を聞きますと、一年ほど前から物忘れがひどくなり、物を紛失するようになったため、印鑑や預金通帳を奥さんが保管することにして、夫が請求しても渡さないようにしたということでした。

「自分にとって大切なものをあなたがもっていってしまったと考えて、ご主人はあなたに対し猜疑心《さいぎしん》をもったのです。要求されたら通帳や印鑑を渡しなさい。なくなっても再発行や改印届を出せばよいのだから」

とアドバイスをしました。

奥さんは翌月の相談にもいらして、こんなふうに言っていました。

「先生の言われたとおりにしましたら、浮気妄想はきれいになくなりました。あれは本当に認知症だったのですか？」

②そのままにしておく

たとえば、先ほどの、タンスから出した着物を部屋じゅうに広げてしまうお年寄りについて考えてみましょう。

認知症が始まると、自分の目で見て確認できないものはないのと同じなのです。いくら家族が「タンスの中にしまってあるから大丈夫だよ」と言っても通じません。着物を捜しまわってタンスの中で見つけ、床に広げてみてようやく安心したのに、またしまわれたら、再び不安になって引っぱり出すのです。

こうしたくり返しに、介護者や家族はイライラさせられるのですが、そもそもお年寄りの着物なのですから、破れても、汚れても、好きなようにそのままにしておけばいいのです。

家族がなぜ着物を片づけようとするのかといえば、「散らかしっぱなしにしていると、だれかが来たときにみっともない。だらしないと思われるのはイヤだ」という理由からでしょう。

でも、子育てのとき、オモチャで散らかった床や、いたずら書きをされた壁、破れた障子などを、いちいちキレイにしていましたか？「子どもがいるのだから仕方がない」と割り切っていたのではないでしょうか。

同様に、こだわりつづけるお年寄りに対しても、生命に別状がなければそのままにしておく——という対応をしてみることです。「少しくらいみっともなくても、生命にかかわることじゃないんだから」と割り切って、無理にやめさせたり、直そうとしたりせず、そのままにさせておけば、堂々巡りをしていたいらだちも少なくなってきます。

③第三者に登場してもらう

第二法則〈症状の出現強度に関する法則〉にも関連するのですが、いつも介護している人が言ってダメなときでも、第三者の言うことならば聞く――という場合が多くあります。

昔は、認知症のお年寄りがお風呂に入らないので不潔になって困っている、という相談をよく受けました。現在では、デイサービスなどで入浴サービスを受けられるので、家族が入浴するように言っても「入浴しない」ことにこだわっていたお年寄りも、デイサービスのスタッフの言うことは聞いてくれたりします。

「物盗られ妄想」のお年寄りに対して、通帳の残高を見せて、「だれもおじいさんのお金を盗んでなんかいませんよ」と家族が言ったとしても納得しません。そんなときでも、たとえば、郵便局の方などに「大丈夫ですよ、お金はきちんとありますよ」と言ってもらうと、お年寄りは安心するのです。

このように、介護の現場に第三者、それも社会的に信頼されている人物（学校の先生、警察官、医師・看護師など）に登場してもらうと、介護者もかなり楽になるはずです。

④関心を別に向ける

何度も何度も説明しても、お年寄りは聞いてくれませんから、お年寄りの関心をほかへ向けさせる「場面転換」という手を使うのも有効です。

以前、私の患者さんで、夜中に目を覚ますとなかなか眠らない人がいました。老人ホームに入所していたのですが、昼間はおしぼりをキレイにたたむことに熱中し、おとなしくしています。しかし、夜中に目を覚ましては、老人ホームの職員が「夜だからおとなしく寝てください。ほかの人が目を覚ましてしまいます」と言っても眠ろうとしないので困っていました。

そこで私は、「眠るように説得するのではなく、夜中であっても、おしぼりをたたんでもらってはどうですか?」と提案しました。「夜だから眠らなくてはならない」という考えは、認知症のお年寄りには通用しないからです。

見当識障害があると、たとえそれが夜中であっても、目が覚めたときがお年寄りにとっての朝なのです。雨戸を開けたり、朝食の催促をするお年寄りに、「まだ夜中ですよ。寝てください」と言っても納得しません。

そんなときは、お年寄りの世界を認めつつ、別なことに関心を向けるようにします。昔の話をしたり、軽食を出したり、趣味の話をしたりするのがいいでしょう。そうすると、そのうち落ち着いて、眠りについてくれることも多いのです。

⑤地域の協力、理解を得る

認知症高齢者を家で介護している家族は、周囲に迷惑をかけることを非常に気にします。

私が訪問診療していたなかに、近所の薬屋さんから特定の銘柄の石鹸《せっけん》をもってきてしまうお年寄りがいました。いくら叱ってもやめないため、家族はいずれ警察沙汰になるのではないかと深刻に悩み、相談に来ました。

私は、認知症の法則について私が書いた小冊子をもって薬屋さんへ行き、事情をよく説明するようにアドバイスしました。それにしたがって、小冊子とお年寄りが黙ってもってきてしまった石鹸をもって、家族が謝りに行くと、薬屋のご主人はよく理解してくれて、

「それは大変ですね。これからは、石鹸が見つかったら返してくだされば結構です。売り物にならなくなっていれば、そのときはお金を払っていただきますから」

と言ってくださったそうです。それ以降、家族は安心して介護をつづけられました。

また、集合住宅で介護をされている方がいる場合、集会所などで私が認知症についてお話しする機会を作ることもあります。認知症に対する周囲の理解があれば、たとえば徘徊しているお年寄りを見た人が声をかけてくれたり、家族

に教えてくれたりします。

家族が安心して介護をつづけるには、地域の協力や理解は非常に重要なのです。

⑥一手だけ先手を打つ

認知症のお年寄りを介護している家族は、いろいろな不安をかかえています。自分たちが留守のあいだに、「タバコの火の不始末で、火事を出したらどうしよう」「外へ出てしまって迷子になったり、事故にあったりしたら……」など、起こるかもしれない可能性に対する不安を抱き始めると、どんどんふくらんでキリがありません。

そんなときは、「一手だけ先手を打つ」ことです。

たとえば、タバコの灰が落ちて畳やじゅうたんのあちこちが焼けこげた家があります。認知症のお年寄りに、タバコの火に注意するように言っても効果がありませんし、かといって、タバコをやめさせるのも至難のわざです。

そこで、難燃性の敷物を敷いてみると、出火に対する不安への「一手先手」となります。煙探知機などをつけるのもいいでしょう。

そして、先手を打ったら割り切って、不必要な不安は抱かないようにします。徘徊に対しては、洋服に連絡先を書いた布を縫いつけます。もし目を放したすきに外へ出て迷子になっても、だれかが見つけて連絡してくれるはずだ――と割り切ります。

尿失禁に対しては、本人がオムツをイヤがるからとか、自分でできる能力を落としてしまうことにもなるからと、オムツをつけないでおくと、後始末をする家族には非常なストレスになります。部屋にビニールを敷いたり、トイレ付近には古新聞などを敷いておけば、比較的楽に後始末ができ、ストレスが減るようです。

⑦お年寄りの過去を知る

一所懸命介護をしているお年寄りから泥棒呼ばわりされ、大変なショックを受けることがあります。認知症の症状のひとつである「物盗られ妄想」は、家族からすれば意地汚い人間であるように映り、介護の意欲を低下させることにつながったりもします。

こういうときは、目の前にくり広げられる状況だけではなく、お年寄りの過去を知ることも大切です。

私の経験からいえば、物盗られ妄想のお年寄りの多くは、若いころに金銭的に苦労をした人です。お金にこだわり、「あんたに盗られたのだ」と訴えるおばあさんも、かつては大変な苦労をして女手ひとつで子育てをしてくれたのだとわかれば、お年寄りに対する家族の思いや対応も変わってくるのではないでしょうか。

対応法としても、たとえば、

「そういえば、先日、集金の人が来たとき、手元にお金がなくて、お義母さんのお財布から借りてしまったのです。どうもすみません」

と言ってお金を返してあげれば、安心してこだわりがとれるのです。渡したお金は、あとでとり戻すことができます。

⑧長期間はつづかないものと割り切る

こだわりの法則に対する基本的なことですが、「ひとつのこだわりは、あまり長くつづくものではない」と知っておくことです。お金や食物など、生存に密着したこだわりは比較的長くつづくのですが、ほかのものは、だいたい半年から一年ぐらいです。

私が訪問診療していた患者さんのなかに、部屋の窓に毛布をつり下げて、目隠しをしてしまうおじいさんがいました。家族がとり払っても、またつるしてしまうのです。

介護をしているお嫁さんから相談されたので、私は「毛布をつるされて、なにか困ることはありますか？」と聞きました。お嫁さんは少し考えて、「よその人に見られたとき、みっともないぐらいです」と答えました。そこで、「このこだわりも、それほど長くはつづかないと思います。みっともないとい

う お気持ちはわかりますが、ここはひとつ割り切って、放っておいたらどうでしょうか？」

とアドバイスをしました。お嫁さんはそのとおりにしてくださり、そのうち毛布はつるされなくなりました。

こだわりつづけるお年寄りに対しては、その場しのぎの対応をしたり、偽りの言葉で納得させなくてはならないこともしばしばあります。それに対して罪悪感を感じる介護者もいるかもしれませんが、ここは、お年寄りのこだわりつづける気持ちを理解して、それを軽くするためにはどうすればよいのかという点に重点を置き、割り切って対応することが大切です。

お年寄りがしつこくなにかにこだわり始めたときには、原因を探って適切な手段を講じれば、こだわりが軽くなったり、消えたりすることも少なくありません。

第七法則＝作用・反作用の法則

認知症の人に対して強く対応すると、強い反応が返ってきます。認知症の人と介護者の間に鏡を置いて鏡に映った介護者の気持ちや状態が、認知症の人の状態です。

「認知症の人と家族の会」が二〇〇二年に実施した「家族を通じてぼけの人の思いを知る調査」で、認知症の人の言葉として、家族から次のような回答が寄せられました。痛いリハビリに対しての言葉だそうです。

「イヤ！　イヤというたらイヤ！　しないというたらしない。人がこれほどいやというものを、みんなは何の権利があって無理強いするのか。その理由を言え。人権無視じゃあ」

リハビリや入浴なども、その意味がわからない認知症の人にとっては、辛いこといやなこと以外ではありません。それなのに周囲の者が、その人のためと思って無理やり進めようとすると、激しい反抗となって返ってきます。

第六法則〈こだわりの法則〉でとりあげましたが、「そのままにしておいても差し支えなければそのままにしておく」ことです。

「押してダメなら引いてみな！」というように対応するのがよいでしょう。

第八法則＝認知症症状の了解可能性に関する法則

この法則は、老年期の知的機能低下という特性から、すべての認知症の症状が理解でき、説明できる、というものです。

認知症のお年寄りの言動は、一般常識をもつ周囲の人から見れば奇妙で異常なものに映ります。しかし、そうしたふるまいも、知的機能が低下して判断力がなくなり、いま自分がどんな場所にいるのかもわからなくなって引き起こされているのだと考えれば、むしろ「当然のこと」としてとらえることができるようになるはずです。

この点を家族やまわりの人がまずよく理解して、介護にあたることが大切です。

お年寄りがあらわすいろいろな症状は、これまでの第一から第七の法則をあてはめれば、簡単に読みとることができます。そうすれば、異常と思えた言動も、本人にとっては意味があり、無理もないものであるということが理解（了解）できてくるでしょう。

介護者がお年寄りの症状を了解することができれば、いたずらに認知症の症状にふりまわされることもなく、ゆったりと余裕をもった対応が比較的可能となるのです。

また、前述の七つの法則に加えて、時間や場所の見当がつかなくなるなどの特徴を考慮すれば、お年寄りの置かれている状況や心理状態がいっそう鮮明になってきます。

同じような知的機能低下をきたせば、私たちもおそらく、まったく同じ言動をすると思います。そこで、いくつか例をあげて、お年寄りの「不可解な言動」を応用問題ふうに解釈してみましょう。

多くの介護者が苦労する症状として、夜、大声をあげて家族の名前を呼んだりする「夜間不眠」があります。これは、認知症が始まってから死亡するまでのあいだに、一定期間、必ず出現するといってよいほど、しばしば見られる症状です。

認知症の高齢者は、どうして夜騒ぐのでしょうか？　それは、次のように理解（了解）できると思います。

まず、どこかの旅館に泊まって、夜中に目を覚ましたときのことを考えてみてください。自分の寝ているところが自宅の部屋と様子が違うので、だれでも一瞬、とまどいや不安を感じます。ところが、次の瞬間、旅館に泊まっていることを思い出すので安心し、再び何事もなかったように眠りにつけるのです。

しかし、そのとき、もし、いくら考えても自分がなぜここにいるのかわからなかったとしたらどうでしょう？

「いったい、どうしてここにいるのだろう？」

「家族はどこにいるのだろうか？」

「誘拐されて、閉じこめられているのではないか？」

といった考えが次々と湧きあがり、恐怖感のとりこになります。ついには耐えがたくなって、頼りになる人の名前を大声で叫んだり、家族や知っている人はいないかと、あたりを捜しまわるでしょう。

認知症のお年寄りは、まさしくこの状態なのです。「見当識障害」のため、自分のいつもの部屋で寝ていることも、いま夜であることもわからないのです。だから、恐怖感で眠れず、騒ぐのです。

したがって、「夜間不眠」への対策は、とにかく、お年寄りの不安や恐怖心をやわらげてあげることに尽きます。

かといって、恐怖感に襲われたお年寄りには、精神安定剤はあまり有効でないばかりか、逆に、ふらつきや食欲不振などの副作用をもたらすことが多いようです。適切な介護法としては、

「部屋や廊下を夜じゅう明るくしておいて、お年寄りが目を覚ましたとき、自分の部屋で寝ているのだとわかるようにする」

「ある期間は添い寝をする」

「入院、入所中であれば、ナースステーションに連れて行く」

などがあげられます。

「夜は眠らないのに昼間はよく眠る」というお年寄りが多いのは、昼間は明るくて人の姿がはっきり見え、話し声などの生活雑音が聞こえているので、安心していられるからです。昼寝をするから夜眠れないわけではないのです。

また、夜中の三時頃から雨戸を開け、朝食を要求するお年寄りがいますが、これも「見当識障害」という視点から説明できます。実際は真夜中であっても、お年寄りにとっては目を覚ましたときが朝なのです。外が暗くても、みんなが寝ていても関係ありません。

ところで、認知症高齢者の行動を正しく了解するうえでは、「過去の経験が現在の認知症の症状と深い関係をもっている場合も少なくない」ということをおぼえておいてください。周囲の人は、お年寄りの生活歴をくわしく知って、お年寄りの気持ちを理解するように努めることです。

とくに、金銭やある特定のものに異常な執着心を示す場合には、過去の体験が影響していることが多いようです。

第九法則＝衰弱の進行に関する法則

この法則は、認知症の予後に関するものです。

私が長年、認知症のお年寄りに接してきて実感していることは、「認知症のお年寄りの老化は非常に速い」ということです。一所懸命介護していても、あるとき急に食欲が落ちていきます。認知症ではないお年寄りと比べると、二～三倍の速さではないかと考えています。

東京都からの依頼により、認知症介護研究・研修東京センター名誉センター長の長谷川和夫先生のグループが、ある調査を行ないました。お年寄りを四つのグループに分け、五年間にわたって年ごとの各グループの累積死亡率を追跡したものです。

一年後の死亡率は、正常なお年寄りが七・三%なのに対し、認知症のお年寄りは四十一・〇%、五年後には、正常なお年寄りの三十三・〇%に対して、認知症のお年寄りは八十六・三%もの死亡率で、両者のあいだには圧倒的な違いが見られました。

調査のスタート時点で、標本としてそれほどバランスが悪かったはずはないので、認知症のある・なしが、この数字の違いをもたらしたと考えられます。

私自身の経験からも、認知症のお年寄りの衰弱が進む速さは、認知症でない人の約二〜三倍であるといえると思います。

ただし、比較的年齢が若い時期に、脳卒中や脳挫傷など脳の一部の血管障害で認知症が出た人は、予後は長いのですが、アルツハイマー病やアルツハイマー型認知症や高齢者の多発性脳梗塞などで認知症の症状を見せている場合には、この法則があてはまるようです。

老年者診断別死亡率

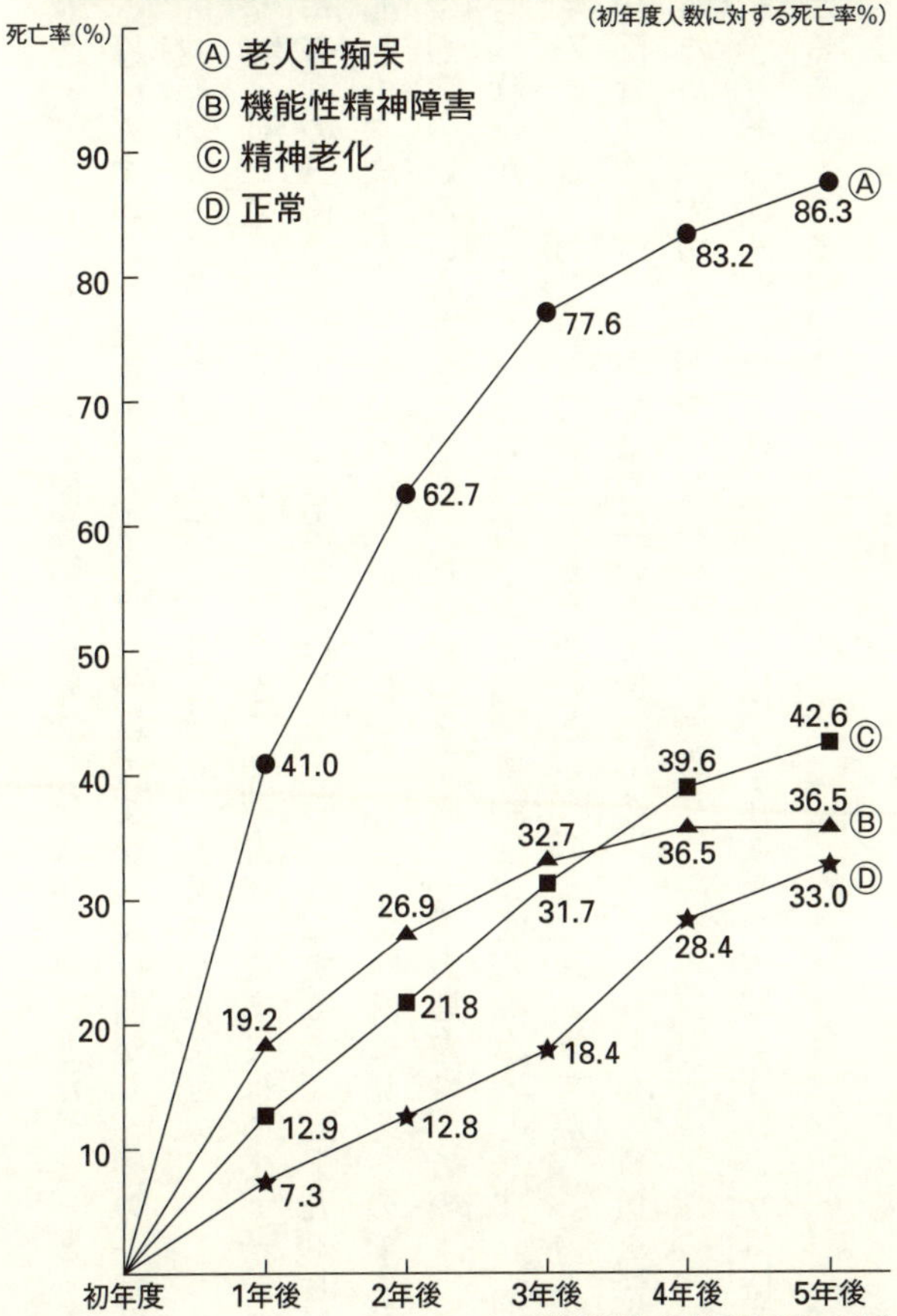

長谷川和夫ら(日老医誌7:630、1980)

たとえば、五十五歳で若年期認知症を発症した人が七年ほどたつと、どうなると思いますか？　実年齢は六十二歳なわけですが、腰は曲がり、髪の毛は薄く、皮膚のたるみ具合など、とても六十二歳には見えないのです。

では、何歳ぐらいに見えるのでしょうか？　第九法則をあてはめて、一般のお年寄りの三倍のスピードで老化が進行したとして計算すると、五十五＋七×三＝七十六歳となり、たしかに、見た目はそれぐらいの年齢に見えるのです。

認知症のいろいろな症状で悩まされている家族や介護者の方は、このようなつらい状況がずっとつづくのだろうかと思って絶望感を抱いたりします。

そんなとき、お年寄りの衰弱や死を望むというのとは違いますが、このような状況は長くつづくものではないのだと伝えてあげることも、心の負担を軽くするためには大切なことではないかと思います。

かぎりある期間だと思えばこそ、がんばって介護をつづけようという気持ちになることもあるのです。

介護に関する一原則

「お年寄りが形成している世界を理解し、大切にする。その世界と現実とのギャップを感じさせせないようにする」――これが介護に関する原則です。

私は、認知症のお年寄りを世話する介護者に対して、

「お年寄りの感情や言動をまず受け入れて、それに合うシナリオを考え、演じられる名優になってください。それがお年寄りにとっても、あなたにとっても、一番いい方法です。名優は、ときに悪役を演じなければなりませんよ」

と話すことにしています。

認知症のお年寄りの世話をすることは、ときには大変につらく、苦労が多いものです。介護者は家族のあいだで、経済的にも、あるいは社会に対しても、いろいろな問題を背負いこみます。

そんな場合に、「自分は俳優である」と発想することは、心の負担をほんの

少し軽くすることにもなるはずです。

とにかく、日頃からお年寄りが「自分は周囲から認められているのだ」「ここは安心して住めるところだ」と感じられるように対応することが、結局は家族にとって、一番楽で、上手な介護になるのです。

〈感情残像の法則（第五法則）〉でも述べたように、いったん抱いた感情に関しては、残像のように長いあいだ残るので、お年寄りにいい感情をもってもらうことがポイントなのです。

さて、これまで述べたことの補足の意味で、ぜひ、みなさんに頭に入れておいていただきたいことがあります。それは、「認知症の症状と認知症問題とは別物である」ということです。

認知症のお年寄りをかかえた家族の生活が四六時中、大混乱をきわめ、しかも、そのお年寄りが亡くなるまでつづくかというと、そうではありません。認知症の症状が進んでも、介護をする人がそうしたお年寄りの特徴をよく理解して接すれば、お年寄りの感情が乱れてはなはだしい異常行動をとることもなくなり、心が安まった状態を維持していくことができるからです。

そうなれば、介護に要するエネルギーは、認知症のお年寄りの特性を理解できなかったころよりも、ずっと小さなものですむようになるはずです。「認知症の症状」そのものは変わらなくても、それが深刻な「認知症問題」にならなくなるのです。

つまり、「認知症の症状」イコール「認知症問題」ではないのです。

これまで述べてきた「九大法則と一原則」は、まさにそのための一助として活用していただきたいと思います。

日々の介護に苦労をつづけているみなさんにとって、なによりの心の支えになってくれるものと、私は確信しています。

第四章

こんな症状にはこんな介護法

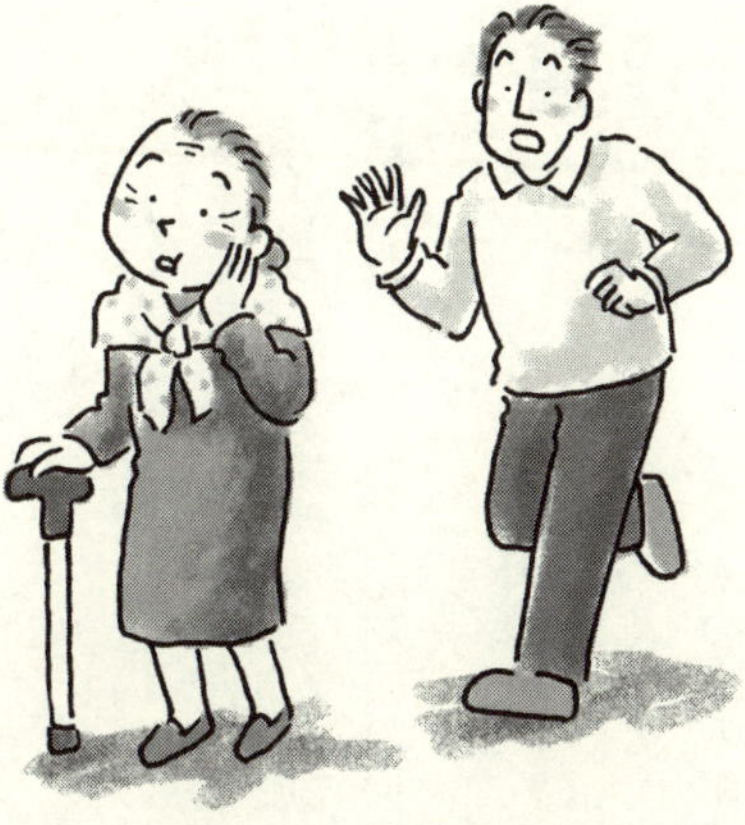

上手に割り切って気楽に介護するコツ

介護のポイントは上手な割り切り

この章では、認知症の高齢者の問題行動と、それにともなう精神症状への具体的な介護法・対処法について説明していくことにしましょう。

認知症のお年寄りの問題行動・精神症状はいろいろありますが、こんな場合にはこの症状が決まってあらわれるとか、あらわれる順番とか、認知症の程度の目安になるようなものはありません。

認知症の症状のあらわれ方は、十人十色で異なっています。

こうした問題行動は、一部の人では二年も三年も同じ行動がつづくこともありますが、たいていは半年ぐらいでひとつのものが終わり、また次のものが始まる……といった場合が多いものです。

いずれにしろ、介護する側の柔軟な対応が要求されるわけですが、介護のポイントをひとつだけあげるとすれば、それは「上手な割り切り」にあるといってよいでしょう。

言葉でいうのは簡単ですが、割り切るということは、お年寄りを大切に思う気持ちが強い人ほど、かえって難しいものです。認知症に関する相談の場でも、よくこんな声を聞きます。

「冬でも、裸に近い状態でひと晩じゅう動きまわっていて、何回服を着せてもすぐに脱いでしまいます。夏は夏で、午後三時ごろになると雨戸を閉めて、厚着をしています。汗をかいて暑そうなので、脱ぐように言っても聞き入れてくれません。カゼをひいたりするのが心配なのですが……」

「うちのおじいちゃんは、異常なほど食欲があります。食べた直後なのに、まだ食べていないと言ってごはんを要求します。出せば出しただけ食べます。先日は冷蔵庫を開けて、ナマのものまで食べてしまって……」

「お風呂に入るのをイヤがって困るのです。主人に手伝ってもらってやっと入れているのですが、毎日が戦争です……」

お年寄りも自分たちと同じく、家の中がキレイに片づいていたほうが気分がいいだろうとか、病気になってはいけないと考えて、ついつい口を出してしまう——というのが多くの家庭の現状です。

しかし、多くの認知症の高齢者を見てきた経験からいえば、彼らはどんなに食べてもおなかをこわすことはほとんどないし、肥満にもなりません。また、家族がカゼをひいても、裸になっている当人がカゼをひくことはまずありません。さらに、ある時期のお年寄りは、部屋が乱雑なほうが気分が落ち着いているのです。

数十年前までの日本や、今日でも世界各地の現実を見れば、清潔な環境、豊富な衣食、安全快適な生活、毎日の入浴習慣などはむしろ異例なことであって、それこそ数百万年の人類の歴史から見れば、逆に「異常」であるともいえます。

このような考え方に立てば、普通でないのはむしろ私たちのほうで、認知症のお年寄りは正常な行動をしているのだ――と割り切ってしまうのです。

実際問題としても、苛酷な環境で裸に近い状態で生活している人が、みなカゼをひくわけではありません。テーブルや床の上に落としたものを食べただけで、おなかをこわすこともまずありません。

それに、認知症のお年寄りは活動的なときはよく食べますが、体の動きが少なくなれば必ず摂取量は少なくなるというように、自分の体に非常に正直に行動しています。

このように、同じ認知症症状に対しても、考え方やとらえ方によって、その症状がまわりに引き起こす混乱（認知症問題）は軽くもなり、重くもなるのです。そして、軽くするポイントが、私のいう「上手な割り切り」にあるわけです。

もうひとつ例をあげれば、失禁に対しても、時間を決めてトイレへ誘導する対策をとったり、漏らしてしまった場合には「赤ん坊と同じだから」という理解に立って面倒を見れば、後始末も、問題行動に数え入れるほどのことではなくなってしまいます。

深刻に考え過ぎないで、気楽に考えるように努めて介護をつづけていくのが、認知症のお年寄りを介護していくうえでの最大のコツ、といえると思います。

以上の点をしっかりと頭に入れたうえで、これから述べる具体的な介護法・対処法を読み進めてください。すでに「九大法則と一原則」を知っている人には、介護法の応用問題ということになります。

具体的な介護法・対処法

①不潔行為

不潔かどうかということは、判断する人の主観によって左右されます。そのため、認知症高齢者が引き起こす「不潔行為」といっても、非常に広い範囲にわたっています。

認知症の症状があらわれると、たとえば、ボタンがうまくかけられなくなるなど、服装がだらしなくなってきます。また、放っておくと、いつまでもヒゲをそらなかったり、歯を磨かない、あるいはお風呂に入らないということも起こってきます。

しかし、一番多い問題は、排尿・排便に関してのものでしょう。

お年寄りに認知症の症状が出たら、失禁などは気持ちよく処理してあげたいものですが、失禁をしたのにそれを頑《がん》として認めようとせず、濡れた服を替えようとしないという事態が起きたりもします。そうした場合には、お年寄りの心をくみとって、「ちょっとズボンが汚れていますから、とり替えましょうね」などと、失禁にはふれないで対処したほうがいいのです。

不潔行為のなかでも一番問題となるのは、大便をオモチャにして壁に塗りたくったり、大切に新聞紙でくるんでタンスの中にしまいこんだり、ときには食べてしまったりするケースでしょう。便を弄《もてあそ》ぶことから「弄便《ろうべん》」ともいいます。

認知症が進んでくると、トイレの場所がわからなくなって、台所や風呂場などに大便をするということがよくあります。さらに、トイレに行くあいだに大便をもらしてしまい、それを隠そう、片づけようとして、手についた大便を壁になすりつけたり、衣服でふいたあと、本人はなにくわぬ顔でいたりするケースもあります。

また、失禁が重なってオムツをつけざるをえなくなると、お年寄りはオムツを窮屈がってはずそうとします。吸水性のある紙オムツがよく使われますが、大便をした場合には異物感が強いので、よけいにこれをとり除こうと、オムツの中に手を入れたりすることがあります。こうしたお年寄りは、嗅覚や味覚が鈍くなっている場合が多く、その結果、弄便が始まることになるのです。

介護している家族は、失禁は我慢できても弄便には我慢ができず、ガクッときてしまうものです。お年寄りが動物以下の存在に思え、「どうしてこんなことをするのか」と思い悩みます。

このようなとき、お年寄りを叱っても効果がないし、「そんなことをした覚えがない」と本人から否定されると、介護者の怒りが増すだけです。

トイレの壁に紙を貼っておいて汚されたら取り換える、汚されてもよい布やペーパータオルを掛けておいて、家族が使うタオルは別に置くなどしたほうがよいでしょう。紙の貼り替えなどの手間はかかりますが、壁の汚れを雑巾で拭きとるよりは断然楽です。

失禁が始まると、介護の手間が飛躍的に高まります。たとえば、畳の上で大便をされたら、後始末に非常に手間がかかるだけでなく、再び失敗されたらたまらないという精神的なストレスがつらいのです。

私は介護者に、

「タイミングを合わせてトイレに誘導することは介護の視点ではよいことですが、二十四時間ひとりで実行することは大変です。それでも失敗が起こることがあります。畳の上に水を通さない上敷きを敷いたらどうでしょう。始末が楽になりイライラが軽くなりますよ」

と話しています。失禁という症状を抑えこむことはできなくても、後始末が簡単だと思えるだけで、精神的なストレスは軽くなります。

認知症の高齢者をかかえた介護者は、人それぞれにいろいろな悩みをかかえています。しかし、認知症のお年寄りがいることを世間に隠し、悲嘆にくれてひとりで思い悩むのはやめましょう。

「認知症の人と家族の会」の集まりや、保健所などが開催する介護講習会などに積極的に参加をして、介護のベテランから楽で上手な介護のコツを手に入れるようにすれば、心身の重荷も混乱も軽くなり、介護もつづけていけると思います。

②攻撃

認知症の特徴をまったく理解していない人が、本気になって自分の正当性を主張し、お年寄りの物忘れのひどさをなじったりする事態がしばしば起こります。そうしたことから、お年寄りが興奮して攻撃的な態度をとる場合あります。

わめき散らすだけで終わる場合もありますが、介護者をなぐったり、つかみかかったり、さらにエスカレートして、刃物をもち出すようなケースも出てきます。これは、昔かなりの亭主関白でならしたお年寄りに多いようです。

あるとき、郷里で暮らしているご両親のことで、娘さんから相談を受けたことがありました。元警察官の父親が認知症になってしまい、ちょっとしたことでカッとなり、妻（相談者の母親）に対してかなりひどい暴力をふるう、ということでした。

お母さんは病弱な人で、三人の娘さんが交代で、月に何回か手伝いに通っていたそうです。そんなある日、たまたま娘さんがいるとき、父親が包丁をもち出して娘さんに切りつけようとし、そのショックでお母さんが心臓発作を起こして入院してしまった――という事件が起きたということでした。

このような攻撃的な態度をとる場合の対応には、非常に難しいものがあります。原則的には、お年寄りを徹底的に「祭りあげる」といいのです。そして、〈感情残像の法則〉による感情の波紋が、お年寄りの心の中に残らないように気をつけます。

それでも難しい場合には、精神科など専門医の診察を受け、適切な薬を処方してもらうことが必要でしょう。

③徘徊

「徘徊」とは、目的もなくあちこちを歩きまわることですが、家の中をウロウロ歩きまわる場合と、外に出かけたまま道がわからずに家に帰れなくなってしまう場合の、ふたつのタイプがあります。

部屋の模様がえや引っ越し、入院といった環境の変化をきっかけとして、認知症のお年寄りの六、七人にひとりぐらいの割合で徘徊が起こり始めます。

夜中の徘徊は、前にも述べたように、目を覚ますと「見慣れない場所にいる。ここはどこだろう?」と、自分と周囲の環境との関係が理解できないため、安心できる場所を求めて歩きまわるわけです。部屋があれば、そこが息子夫婦の寝室か、孫の勉強部屋かもわからないので、どんどん入りこんできます。

このような場合には、新しい環境が安心できる場所であることを、納得させることが大切になります。

まず、それ以前の段階として、転居する場合は、古い家具やカーテンなどを全部捨てたりせずに、なるべくお年寄りが前にいた部屋と同じような雰囲気を、新しい家でも作り出すようにしてあげるという配慮が必要です。

また、トイレの場所がわからなくて家の中をウロウロし、そのうちに失禁をしてしまうような場合には、トイレのドアの一番目につきやすい位置に、「便所」と書いた紙を貼っておきます。夜間でも文字が見えるように、廊下の明かりをつけておくといった工夫も必要になります。

この「貼り紙作戦」はしばしば有効で、トイレだけではなく、台所や洗面所の蛇口付近には「節水」、ガスのそばには「危険」、玄関のドアには「出るな」とか「外出禁止」といった文字を書いて貼っておくわけです。

「家族の会」の会員の中には、ありとあらゆるものに貼り紙をした方がいます。「タンス」「冷蔵庫」「ドア」「居間」「寝室」と貼り、お年寄りが外に出てしまったときにも目印になるように、家の玄関にも「○○の家」と書いた紙を貼って、お年寄りの注意力を喚起したそうです。

私たち人間は、頭の中でいろいろな現象を抽象化したり、概念化して把握しています。そのため、こうした標識的な貼り紙が、お年寄りの行動の手がかりとして、役目を果たす場合があるのです。

ところで、認知症のお年寄りは、学習力は低下しても古い記憶はいろいろと残っています。ですから、自分の名前すら忘れてしまった人でも、子どものころおぼえた百人一首はすらすらとよどみなく口から出てきますし、書を書かせれば大変な達筆といった認知症のお年寄りがいて、驚かされてしまうことがあります。

さて、徘徊癖のある高齢者に特有な症状に、「夕暮れ症候群」をあげることができます。

それまで部屋でおとなしくしていたお年寄りが、夕方になると、

「それでは、もうそろそろ帰らせてもらいます。どうもお世話になりました」

とあいさつをして出て行こうとするのです。というのも、お年寄りのほうは、

「どうも、いまいる場所はよその家だ。よその家に遊びに来ているのだ」と思っているためです。とくに新築の家などでは、自分がこれまで暮らしてきた場所とは違う、と痛切に感じるわけです。

〈記憶の逆行性喪失の法則〉で最近の記憶をなくして、八十歳の人が四十歳ぐらいのつもりになっている場合もあります。そんなお年寄りは頭の中に、子ども時代を過ごした実家とか、以前に住んでいた家を「やすらぎの地」として求めています。

ところが、お年寄りの世話をしているお嫁さんのほうは、夕食の用意をしなければいけない忙しいときに、これを始められるとたまりません。

「お義母さん、どこへ行くんですか。ここがお義母さんの家でしょ。ちょっと待ってください！」

と、文字どおりの押し問答をくり返しながらお年寄りを追いかける、ということになります。

あるいは、その時間になると、家じゅうに鍵をかけてお年寄りが外へ出られないようにする人もいます。しかし、それで安心していると、介護者のすきをついていつの間にか家から出てしまい、また大騒ぎになったりします。それはお年寄りにしてみたら、「自分の家に帰ろうとしたら、この家の人に閉じ込められた。大変だ、逃げ出さなくては」と思ったがゆえの行動なのです。

こうした場合、ベテラン介護者はいろいろな方法を知っていて、たとえば、こんな名演技をします。

「ああ、そうですか。でも、いまお茶を入れますから、一服してからでもいいんじゃないですか？」

とお茶をすすめると、長年の生活習慣上、なかなか断われるものではありません。そして折りを見はからって、

「もう時間も遅いし、これからお帰りになるのも大変だから、今日は泊まっていってください」

といった演技をして、認知症のお年寄りの気持ちをうまくおさめてしまうのです。

あるいは、外へ出たいというお年寄りを、「いつもの散歩だわ」と運動のつもりで、あとをこっそりつけていく方法をとる場合もあります。そして、お年寄りがちょっと疲れてきたなという頃合を見はからって、偶然に道で出会ったような顔をして、

「まあ、おばあちゃん、どこかへ行ってらしたのですか？　早くお家に帰りましょうよ、もうごはんですよ」

と家まで連れ帰るのです。

このように、お年寄りの感情にある程度の満足感を与えながら、心理ゲームを楽しむように介護をすれば、手間とか混乱が非常に少なくてすみます。

また、突然、会社へ出勤をしようとする場合もあります。こんなときにも、

「さっき会社から電話がかかってきて、地下鉄で事故が起こったから、自宅で仕事をしていてほしいという連絡がありましたよ」

というように、お年寄りが形成している世界を受け入れて、その場に応じていろいろな演技がスムーズにできる〝名優〟になっていただきたいものです。

自分のいる場所や時間がわからなくなる「見当識障害」があらわれると、外出先で警察に保護されるような事態が起こってきます。気をつけてはいても、完全監視はなかなか難しいもので、お年寄りはいつの間にか姿をくらまして外へ出て行きます。

そうした場合には、衣服のすぐには目につかない位置に、「ひとりで歩いていたら、ご連絡ください。電話〇〇、名前△△」といった事柄を記入した布などをしっかりと縫いつけておくことも効果があります。

ときには、お年寄りがこの名札に気づいて、

「私は幼稚園や小学校の子どもじゃありませんよ。だれですか、こんなものを縫いつけたのは！」

と、介護者にあたる場合も出てきます。そんなときにも、

「まあ、だれがやったんでしょう。すぐにとりますね」

と言って名札をはがしているうちに、お年寄りのいらだちもおさまってくる

ものです。名札は、また次の機会につければよいのですから。

なお、マジックインキで直接衣類に名前を書きつけると、お年寄りは模様と思いこみ、「とってほしい」と訴えることは少ないようです。

外出して居場所がわからなくなると、お年寄りを見つけてくれた人からの電話連絡が唯一の頼りとなります。衣服に名札をつけることは、世間に恥をさらすようで格好悪いことのように思われるかもしれませんが、お年寄りを安全に保護することが第一です。そのための重要な方策として、ぜひ実行してみてください。

また最近は、GPS携帯電話をもたせておくと、お年寄りのいる位置が正確にわかるようになりました。居場所がわかれば家族の不安は軽くなりますし、迎えに行ったり、警備会社に依頼して連れて来てもらうこともできます。

④火の不始末

お年寄りの問題行動のなかには、家族ばかりでなく近隣の人にまで大きな迷惑や損害を与えてしまうことになる「火の不始末」があります。お年寄りがガスの元栓をいじったり、自分でお湯やお風呂をわかそうとして空焚《からだ》きになって火事につながったり、ガス漏れが起こる危険が十分に考えられます。

お年寄りの部屋に、ちょっとした料理ができるようにガス台や流しを用意してある家庭では、次のような対策をしておくとよいでしょう。

- ●火災報知器をつける
- ●難燃性の絨毯やカーテンに替える
- ●石油ストーブや電気ストーブをエアコンやパネルヒーターにかえる
- ●ガス管が外れたらガスが止まるガスコンセントをつける

●熱が上昇すると自動的にガスを止めるセンサー付きのガスコンロにする
●ガスコンロを電磁調理器に替える
●家族が外出するときにはガスの元栓を締める
●燃えやすいものをできるだけ片付ける
●くずかごに湿った雑巾を入れておく、あるいは水を張っておく（タバコの吸殻をくずかごに入れてぼやを出したことがある場合）

さらに、認知症のお年寄りは、新しいやり方をおぼえるのは不得手《ふえて》なので、「操作法が異なる新しい器具に替えることによって使えなくする」というのも有効な方法です。

もう一点、というよりは一番気をつけないといけないのが「タバコ」の問題です。タバコの火の不始末が火事の原因の第一位を占めていることは、みなさんもよくご存じだと思います。お年寄りのタバコが原因で火事になったケースは、少なからず報告されています。

そのようないたましい事故にいたらないまでも、認知症や寝たきりのお年寄りの部屋で、タバコの火の不始末で布団や畳をこがした例はいっぱいあります。対策としては、これで百パーセント大丈夫という名案はありませんが、難燃性の敷物やカーテンに替えたり、煙感知器を必ずつけるといったことなどがあげられます。あとは、何度も注意して、監視を怠らないことです。

喫煙の習慣は非常に強力なので、たとえその有害性を熟知した意志の強い人でも、なかなかやめられないものです。自分がいつか認知症になったときのことを考えて、いまからタバコをやめようと思う人はまずいないかもしれませんが、できるだけ早くやめたいものです。

⑤収集癖

いまの社会はものが余っていて、なんでも使い捨ててしまうような時代です。ものを大切にするのに慣れているお年寄りの目から見れば、まさに世の中、どこか狂っていると感じるに違いありません。

認知症のお年寄りの場合、ある特定の品物をゴミ捨て場などから拾ってくることがあります。

私が相談を受けた例では、土木建築の仕事をしていたお年寄りが、散歩に出かけては、庭いっぱい、二階の屋根まで届かんばかりに、使えなくなった工具や鉄パイプなどを拾い集めてきた例があります。

〈記憶の逆行性喪失の特徴〉を知っている方はすぐに想像がつくと思うのですが、ご本人の頭の中は、物資の乏しい終戦間もない時代に戻ってしまっているのです。

家族から、「おじいさんの行動と、集めてきたものの処置をどうしたらいいでしょうか？」という相談を受けたのですが、捨ててあるものを見つけてきては自宅の庭に積みあげるだけなので、ほかの人に迷惑はかかりません。そこで、もうしばらく様子を見るようアドバイスしました。こうした行為も、ある期間が過ぎると、次第に興味が薄れていくものだからです。

介護をする人はよくお年寄りの行動に目を向けておき、地域の人に、お年寄りの認知症の特徴を十分に説明しておくことが重要となります。

⑥乱買

認知症のお年寄りは、もっているかぎりのお金を使って同じ品物をどっさりと買いこんでくることがあります。ある場合はお米であったり、またある場合は砂糖やマヨネーズであったりと、個人差があるわけですが、私たちの目から見れば、まさに衝動的に買いこみをするわけです。

これは、頭の中になにか気がかりなことがあって、それが乱買の衝動を引き起こすものと思われます。たとえば、戦争中や終戦後の食糧不足を経験した人、とくに米を手に入れるのに大変に苦労された人が、米を買いこむ例がよく起こります。

しかも、単に買うだけでなく、米を小袋に分けて家の中のあちこちに隠しておく例が見られます。そのままビニール袋に入れてあればよいのですが、なかには一度洗った米を袋に入れて隠す場合があり、早く見つけてとり出しておかないとカビてしまいます。

お年寄りは、一度タンスや押し入れの中にお米をしまうと、もうすっかりそのことを忘れてしまいます。翌日、散歩に出かけてまた米屋さんの看板を見かけ、「早く買っておかないと配給がなくなる!」と連想した瞬間から判断力がなくなって、お米を買って帰ることをくり返すのです。

そうしたお年寄りに対しては、介護者は袋いっぱいの米を見せて、「お米はたっぷりありますよ」と言ってとりあえずは安心させ、米屋さんによく事情を話し、売る量を少量にしてもらったり、ときには「売る米がまだ今日は来ないから」と断ってもらうような対策をとります。

なかには、「米を恵んでください」と言いながら近所の家をまわって歩いて、気味悪がられる場合もあります。

そんなときは、ご近所の一軒一軒に事情を話し、記憶が逆行してしまっているお年寄りの行為をよく理解して、協力してもらうことが必要となってきます。少量の米を入れた袋をいくつかずつ預かってもらい、お年寄りが訪れた場合に渡してもらえるようお願いするというのもひとつの方法です。

⑦過食

食事が終わって食卓を片づけていると、「まだ私はごはんを食べていない」と、食事をしたことをすっかり忘れてまたごはんを要求するというのも、認知症のお年寄りによく起こる症状のひとつです。

記憶力が低下して、たった十分前のことすら忘れてしまう場合もありますし、その日の全体的な出来事をまるごと忘れていて、朝からなにも食べていないと思いこんでいるケースもあります。

ところで、この過食が見られるのは、「認知症のお年寄りに体力と行動力があって、体をよく動かす時期である」と判断できます。体調的には非常にいい時期なのです。どの問題行動も同じですが、この過食も、ある特定時期にあらわれるもので、永久につづくものではありません。

認知症の症状が出て、外出が許されず、部屋の中に閉じこめられるようになったことから、精神的ストレスのせいでこうした症状が出てくる場合もあります。

俗に「一升飯《いっしょうめし》を食べる」などといいますが、炊飯器いっぱいのごはんをペロリと食べてしまうこともありますし、台所に食べ物を置いておくと、見つけ次第、なんでもどんどん食べます。

これは、九大法則のうちの第一法則〈記憶障害に関する法則〉の〈全体記憶の障害の特徴〉で説明できます。つまり、ごはんを食べたという記憶全体をごっそり忘れてしまっているのです。

はたから見ていると、おなかをこわすのではないかと気になりますが、私の体験からいって、大部分のお年寄りは、二〜三人分食べてもおなかをこわしたり、体重を増やすこともありません。

過食の時期のお年寄りは動きが活発で、何時間も歩きまわってもさほど疲れないほど、よく動いて、かなりのエネルギーを使っているのです。また、かなり大量の排便をするので、この時期に血糖や中性脂肪、コレステロールなどの値を測定しても、それほど数字は上がっていないのです。

おそらく吸収の効率が悪いのでしょうし、体重が一定であるということは、それだけの量を食べても、使用しているエネルギーと収支が合っているのです。しかし、食べたいままに食べさせれば底なしですし、糖尿病などで食事の制限を受けている方もいます。そこで、

「いま用意をしていますから、ちょっとこれを食べて我慢していてくださいね」

とお菓子を与えて気をそらしたり、食卓にしばらく食器を残しておいて、

「いま食べたばかりですよ」

と説明をしたり、一人前の食事を小出しにして、二～三回に分けて食べさせるという対策をとるようにします。

⑧ウソを言いふらす

認知症のお年寄りが、日頃介護を受けている人に対してより強く認知症の症状を出すことはお話ししましたが（〈症状の出現強度に関する法則〉）、さらに〈自己有利の法則〉と〈まだら症状の法則〉とによって、あることないこと、自分の思ったことをあとさき考えず言いふらすケースがあります。

当然のことながら、介護者との関係は悪化し、場合によっては、世話をする気もなくなってしまうような事態が発生したりします。

例をあげると、介護者が用事があって、留守番に来てくれた近所の人や自分の娘などに、お年寄りが、

「うちの嫁は、ごはんをぜんぜん食べさせてくれなくて、私を飢え死にさせようとしているのです」

と訴えるので、「それはかわいそうに」となって、作ってもらったおにぎり

を目の前でペロリとたいらげたり、

「外出するたびに着物がなくなっている」

「引き出しの中にお金を入れておくと、いつの間にかない」

といったことを、思いつくまましゃべったりします。

認知症のお年寄りからすれば、「真実」を語っているのかもしれませんが、介護者にとっては、本人の物忘れの集積の数々でしかなく、いわれのない非難を受けているようなものです。

このように、介護をしているお嫁さんを悪者にするような言動をとるのは、自分が疑いをもったり、不安に感じたことの原因を、〈自己有利の法則〉で安直に一番身近な介護者と結びつけているからです。

こうしたお年寄りのウソから悪い噂が広がっても、自然に誤解はとけていくものですが、その間、介護者は大変つらい思いを強いられることになります。

介護者は、介護を手伝ってもらう親戚や近所の人にも、できれば「認知症をよく理解するための九大法則と一原則」の説明をして、協力をあおぐことが大切です。まわりの人によき理解者となってもらう努力を惜しまないことです。

⑨性的異常

認知症のお舅さんの介護に四苦八苦しているとき、性的なものを思わせるような言動をとられると、これまで一所懸命に世話をしてきたお嫁さんのなかには、突然、舅がいやらしい人に思え、「世話をするどころか、近くへも寄りたくない」と感じるようになった人もいます。

性的異常は、介護のうえで大変難しい問題を引き起こします。

以前、あるお年寄りが、夜、トイレの位置がわからなくなって失禁することがあり、それを世話するために、お嫁さんが同じ部屋で寝ることにしたら、その布団の中に二度ほどお年寄りが入ってきて困ったという相談がありました。

そのときは、あわてて飛び起きて、とっさに「おしっこですか？　お茶でも飲みたいのですか？」と言い、テレビのスイッチを入れて雰囲気をかえて切り抜けたということでしたが、行動がさらにエスカレートした場合、どうしたらよいのでしょうかという相談でした。

このお年寄りはよく数十年も昔の話をしていましたので、記憶が逆行していて、お嫁さんを亡くなった自分の奥さんと勘違いしていたようです。けっして息子のお嫁さんと知って誘惑したわけではないのです。

いずれにせよ、お年寄りは愛情に飢えているので、むやみに怖がったり、イヤがったりするのではなく、愛情への飢えを満たすようにしてみることです。もし、お年寄りが布団に入ってきた場合の対応としては、相手の手を、防御的な意味をこめてギュッとにぎってあげることです。こうすれば距離がとれますし、人間的な接触のため、次第に気分が落ち着いてくることが多いものです。

このようにして上手に避けているうちに、そうした行動も徐々になくなってきます。多くの場合、半年もたてば自然におさまってきます。

このほかにも、お年寄りがいろいろな性的行動をとることがありますが、なかには精神科的な治療が必要なケースもあります。

⑩盗み

認知症のお年寄りは、目の前にほしいものや好きなものがあれば、二、三歳の幼児と同じように手を出してもってこようとします。キレイな花を見つければ、それが公園のものであろうと、ほかの家の庭先のものであろうと、花屋さんのものあろうと、サッと引き抜いてもち去ってしまいます。

たとえいつもお金をもたせるようにしていても、お年寄りが散歩に出かけたあとで、見なれぬ品物をもち帰ったときには気をつける必要があります。

「店先に置いてあった大福のパックを持って行ってしまった」

とお店の人からの連絡が入って初めて、お年寄りのこうした行動に気づくものです。品物をもち出すのは、いつも決まった店からという場合が多いようです。

お年寄りの世話をするだけでも大変なのに、盗みの弁護までするのは気苦労なことと思いますが、くわしく認知症の症状について説明をし、理解を得ることが大切です。

⑪夜間せん妄

真夜中に、「天井からなにかがのぞいている」「外にだれかいる」などと言って、起きだして騒ぐこともあります。

夜間、トイレに何度も立つことのあるお年寄りが、目を覚ましたときにあたりが真っ暗だと、自分がどこにいるかを判断することができず、大声をあげて介護者の名前を呼んだりすることもあります。

この「夜間せん妄」は、夜中でも部屋の中を明るくしておくことで防ぐことができる場合があります。なかなか落ち着かない場合には、介護者がしばらくのあいだ添い寝をしてあげるのもよいと思います。

「昼寝をするから夜起きるのだ」と思って、お年寄りが昼寝をしないように仕向けても、なかなかうまくいきません。それより、夜中でもお年寄りの部屋・廊下・トイレなどの明かりをつけておいて、自分の居場所の確認ができるようにしたほうが効果的です。

この夜間せん妄が、単に妄想によって引き起こされるものかというと、そうとばかりはいえないことがあります。

「夜中に部屋の隅がピカッと光る」というお年寄りの話をよく聞いてみると、寝ている位置から、部屋の隅にある洋服ダンスの上にのせてあったオートバイのヘルメットが目に入り、外を車が通るたびにヘッドライトの光がピカッと反射していたということがありました。

こんな場合には、原因をとり除けば、お年寄りは安心して眠ることができます。

⑫幻覚・妄想

認知症のお年寄りの幻覚（幻聴・幻視）は、「外にだれかがいる」「部屋の隅に犬がいる」とか、時計の針の音が足音に聞こえたりする場合が多いものです。「大丈夫ですよ」と言っていっしょに確かめ、お年寄りを安心させることが必要です。

視力や聴力の衰えがひとつの原因と思われますが、この症状だけが強くはっきりと出る場合には、認知症ではなく精神病を疑います。そうであれば、薬物によって症状がかなり改善されます。

認知症高齢者の妄想のうち、もっともよく知られているのは「物盗られ妄想」です。

お年寄りは、現金や預金通帳、銀行印などをいろいろな場所に大切にしまいこむのですが、記銘力が衰えているので、どこへ入れたかすぐに忘れてしまいます。そして、いざお金や通帳をとり出そうとするとき、ないと言って大騒ぎになるわけです。さらに〈自己有利の法則〉で、介護をするお嫁さんや娘さんを犯人に仕立てあげたりもします。

いっしょになって探してあげるのもひとつの解決法ですが、これをくり返していると、結局は、お年寄りの記憶障害を何度も指摘することになり、〈感情残像の法則〉から、お年寄りが介護者に対して悪い感情をいつまでももちつづけかねません。

そこで、多少の金額なら、

「すみません。ちょっと集金に来た人がいたので、お義母さんのお財布からお借りしました。どうも申し訳ありませんでした」

と謝って、お年寄りの言う金額を渡すなどという演技も、ときには必要となってきます。いつも介護をしているお年寄りから泥棒呼ばわりされてショックなのはわかりますし、盗ってもいないものを盗ったと言うのもつらいものです。ただ、ときには「すみませんでした」と謝らないと、なかなかおさまらない場合もあるのです。

家族にとっては難しいことだとは思います。しかし、ドラマには悪役を演じる人も必要なのです。自分とは違う人間を演じることに悩むのではなく、割り切って上手に悪役を演じることで、ドラマもスムーズに進むのです。

介護する側にとっても、お年寄りがなるべく気分のいい状態であるよう、問題の解決をはかるのが得策なのです。渡したお金は、あとで簡単にとり返すことができます。

お嫁さんに対して「通帳がない」と言って騒いでいる場合には、実子であるご主人が保管しているといえば、かなり説得力をもちます。

ところが、なかには逆の例もあります。おばあさんが「預金通帳と印鑑がない」といつも大騒ぎして困るという相談を、息子さん夫婦から受けたことがありました。なくすといけないので、通帳は息子さんが預かっていたのですが、そう説明してもなかなか納得してくれない――ということでした。

このとき私は、そのお年寄りにはほかの問題行動もないし、銀行に行ってお金をおろす心配もなさそうなので、思い切って、おばあさんに通帳と印鑑を渡してみることを提案しました。息子さんはそのアドバイスを実行してくれたのですが、するとその翌日からピタリと騒ぎがおさまった、ということでした。

このように、問題行動の解決法は人それぞれで、お年寄りにとっては、大切な通帳を自分でもつことによって不安や不満を一掃できる場合もあるのです。

幻覚や幻聴は、〈記憶の逆行性喪失の特徴〉からも理解することができます。たとえば、何年も前に亡くなったはずの人が遊びに来たとお年寄りが言う場合、「そんなはずないでしょう。あの人はもう五年も前に亡くなって、おじいちゃんもお葬式に出たじゃないですか」

と言っても納得しません。しかし、認知症になったことによって、そのお年寄りが十年前の世界に戻っていると考えるなら、その人はまだ生きているということです。ですから、お年寄りに対して、幻覚を見たのだと否定するよりも、

「あら、よかったわね。お元気でしたか？　どんな話をなさったんですか？」

と話を合わせてあげると、穏やかに話をしてくれると思います。

〈介護の原則〉でお話ししたように、お年寄りが形成している世界を理解し、大切にしたうえでの介護が必要なのです。

いろいろな問題行動を例にあげて、その対応策を述べてきました。

問題行動はさまざまですが、「認知症をよく理解するための九大法則と一原則」を知っていれば、お年寄りの行動をかなりの部分まで理解でき、それに応じた対応をとることが可能となることをおわかりいただけたと思います。

前にも書いたように、自分はお年寄りの心理を見抜く名探偵であり、さらに名優であるということをいつも介護者が自覚して、「お年寄りの気持ちに合わせた介護」を行なうことが大切です。

そうすれば、間違った対応で引き起こされた感情の乱れもしずめられていき、ニコニコとした穏やかな存在へと、お年寄りの心は戻っていくはずです。

知的能力が低下してしまっているため、最近のニュースの話や難しい討論はできませんが、「いいお天気ですね」などとちょっとした会話をしたり、孫やひ孫に童謡を歌ってやったりすることなどは、認知症高齢者といえども十分にできるのです。そして、認知症のお年寄りの大部分は、本来はそうしたお年寄りたちなのです。

認知症のお年寄りと介護する家族との関係がうまくいっているところほど、認知症ではあっても、お年寄りは穏やかな状態を保つことになります。

そのカギとなるのが、「お年寄りの気持ちをくんだ介護」なのです。

第五章

認知症でも安心して暮らせる社会へ

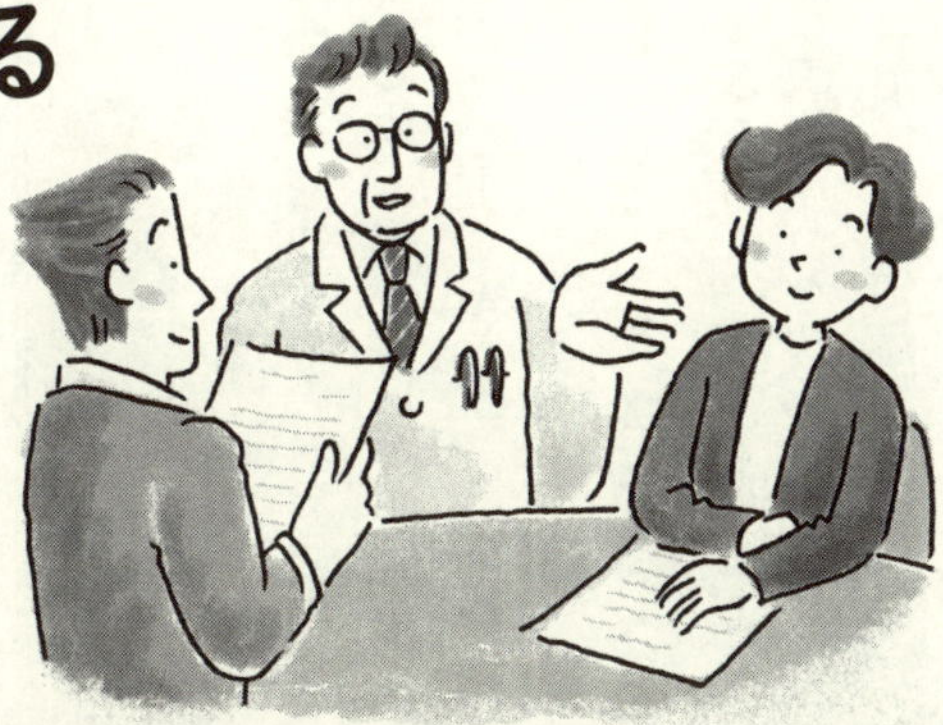

地域のエネルギーが認知症問題を解決する

「公益社団法人　認知症の人と家族の会」

最後に、本文中でも何度か触れてきた「公益社団法人　認知症の人と家族の会」（以下、「家族の会」と省略）について、少し書きとめておきたいと思います。認知症問題の解決に地域ぐるみのとり組みがいかに必要であるか、ひとつの実例としてわかっていただけたら幸いです。

一九八〇年に発足した「家族の会（当時は「呆け老人をかかえる家族の会」）」は、認知症のお年寄りの介護に日々悪戦苦闘していた家族が、お互いにはげましあい、助けあうことを目的とした、日本で初めて全国的なつながりをもった団体です。その苦闘ぶりを社会に訴えて、国や地方自治体に認知症問題への対策をうながす役割も果たしてきました。

「家族の会」発足まで

一九七七年、京都新聞の主催で始まった「高齢者なんでも相談」のなかに、「ぼけ相談」というものがありました。その担当をしていたのが京都・堀川病院の早川一光医師で、途中から三宅貴夫医師も加わりました。

当時としては、この「ぼけ相談」は大変ユニークなものでした。

認知症に関する社会的認識の度合いがいまよりずっと低かった当時、大切な家族であるお年寄りが、考えられないようなさまざまな症状を見せる姿に、家族は戸惑い、混乱し、悲しみ、そして毎日の介護に疲れ切っていました。

にもかかわらず、家族は、認知症の人の介護は家庭内の問題であると考え、その苦労・大変さをほかの人に話すことはありませんでした。また「話しても理解してもらえない」と思いこみ、社会的にも精神的にも孤立無縁な状態にありました。

そんな家族に対し、早川・三宅両医師は、「介護者、家族の話を聞く」ことに主眼を置き、「ぼけ相談」の活動を始めました。

この「ぼけ相談」を通じて、家族は「自分の話を聞いて、この大変さを理解してくれる人がいるのだ」とわかり、精神的にも孤立感がやわらぎ、少しはゆとりのようなものがもてたのではないでしょうか。

家族がそういう気持ちになってくれただけでも意義がありますが、医療側の立場から具体的な介護方法を教えたり、また、認知症についてくわしい診療を受けたことがないという場合は、一度、お年寄りを専門医に受診させるよう助言もしました。

こうして「ぼけ相談」はそれなりの成果をおさめたのですが、このような形の相談では一回きりで終わってしまうことが多く、助言をした家族やお年寄りが相談後どうなったのかはわからない状態でした。

そのため、三宅医師は、家族の了解を得たうえで実際にその家庭を訪れ、訪問先で改めて相談に応じるようにしました。

お年寄りや家族の様子はさまざまでしたが、なかには、教えられたわけでもないのに、日々の介護を通じて独自にいろいろと工夫し、じつに適切な介護をしている家族もあり、感心させられることもあったようです。

ただ、このような家庭訪問という形では、介護体験やせっかくの創意工夫も、「ある家族と医師」という小さな輪の中での知識で終わってしまいます。

そこで、家族同士が集まって介護の経験や知識を共有するために、「家族のつどい」を開催しようと企画をし、「ぼけ相談」に来た人に参加を呼びかけました。

そして一九七九年、第一回目の「つどい」が開かれ、認知症の人の介護に苦闘している家族が、それぞれの体験や胸のうちを語りあいました。「自分だけが苦労しているのではない」「自分のつらさ、大変さをよくわかってくれる人たちが大勢いる」「こういう工夫もあるのだ」とわかり、孤立感が薄らいだ人も多かったようです。

この集まりは毎月一回つづけられました。その後、家族からの要望もあり、認知症の人の介護に苦闘する家族が互いにはげまし、助けあい、そしてそれを社会に訴えることを目的とした「家族の会」の結成を決意したのです。

「家族の会」の発足

一九八〇年一月、「家族の会」の結成総会が京都で開かれました。結成準備段階で朝日新聞にとりあげられて全国各地から問い合わせが殺到し、結成総会当日も、関西地方はもとより、東京や九州など遠くからわざわざ出席した家族もいたそうです。

認知症の人を介護している家族が中心の会ではありますが、関心があれば、だれでも参加できる会としました。

こうして「家族の会」の活動が始まったのですが、全国から参加者があったため、京都で「つどい」を催しても参加できない家族が多数いました。そこで参加者たちに自分の地元で地域的な「家族の会」を作ることを提唱したところ、たちまちのうちに都道府県に支部が結成されて、全国に拡大していったのです。

一九八〇年に京都や岐阜などの七支部、八一年に愛媛や埼玉など九支部、以後、毎年のように支部結成の動きがあり、二〇一五年現在、四十七都道府県すべてに支部があります（支部一覧は巻末）。

会員数は現在おおよそ一万一千人で、そのうちの約三分の二は認知症の人をもつ介護家族、残り三分の一は元介護家族やボランティアの人、医師や看護婦などの医療関係者、老人福祉関係者、研究者などさまざまです。

そして、一九九四年四月、長年の積極的な活動の実績が評価されて、厚生省（当時。現在の厚生労働省）より「社団法人」、二〇一〇年には「公益社団法人」を受けるまでになりました。

「家族の会」の活動内容

現在「家族の会」が行なっているおもな活動には、次のようなものがあります。

①家族のつどい
②会報の発行
③電話相談
④認知症の人と家族への援助をすすめる全国研究集会
⑤認知症にかかわる調査・研究
⑥厚生労働省や自治体などへの要望
⑦国際交流
⑧その他（啓蒙《けいもう》活動、介護セミナーなど）

それぞれの活動内容について、もう少しくわしく説明しましょう。

①家族のつどい
もっとも重要な基本活動である「つどい」は、各支部によって異なるものの、だいたい毎月か隔月ぐらいで開かれています。

認知症の人を介護している家族同士が話しあうことで、自分だけが介護で苦労しているのではないこと、さまざまな悩みを理解してくれる人がいるということを知り、孤独におちいりがちな心をなぐさめ、日々の支えとすることができます。また、それぞれ工夫した介護経験を交換することもできます。

ほかにも、医学的知識や具体的な介護方法、医療機関や福祉制度の情報などを知りたいという声に応え、医療や老人福祉の関係者を講師として呼び、専門的な知識を得ることにもしています。

会員だけではなく、一般の人々を対象にした公開講演会なども多数催しています。

②会報の発行

「家族の会」では『ぽ～れぽ～れ』という月刊の会報を発行し、会員に向けて郵送しています。

会報の内容としては、認知症に関する知識や介護者の体験記、老人の保健・

医療・福祉に関する話題、調査・研究の報告、海外の情報など、さまざまな事柄がもりこまれており、会員に幅広い情報を伝える媒体として重要な役割を果たしています。

会員のなかには「家族のつどい」に参加できない人もいます。またいまは直接介護をしていない会員にもいろいろと役立つ情報が載っており、支えとなっています。

さらにほとんどの支部で、この会報とは別の「支部だより」を毎月～三カ月に一度発行しており、会員が身近な情報を手に入れるのに役立っています。

③電話相談

「家族の会」は、もともと「ぼけ相談」から派生したものであり、発足当初から「相談」という形で家族の援助をしてきました。現在も、本部事務局や各支部の相談専用電話で、寄せられる相談に応じています。

家族のなかには、「家族のつどい」に参加できない、日中は家を留守にできない、なんらかの事情のため匿名で相談をしたいという人もおり、「電話相談」は、そういう人たちから大変喜ばれています。

たしかに、電話では十分に情報が伝わらない面もありますし、相談を受ける側の応対の知識や技術が適切かといった点も問題ではあります。けれども、「実際に介護を経験した人に話を聞いてもらうと、気持ちが通じあいやすい」という面もあるのです。

現在、認知症の介護に関する相談はさまざまな施設などで行なわれていますが、「家族の会」では、介護経験者による相談が多いことが特徴といえるでしょう。

④認知症の人と家族への援助をすすめる全国研究集会

一九八五年、京都において、「ぼけ老人と家族への援助をすすめる全国研究集会」が「家族の会」によって開かれました。

「家族の会」が結成されて五年が過ぎていましたが、高齢化社会を迎えるにあたって「認知症問題」を考えることの重要性がすでに認識され、国や自治体も対策を立て始めていました。

民間でもいろいろなとり組みがされていたのですが、そういった活動や施設の関係者が集まり、それぞれの活動情報を交換する場として「研究集会」が開催されたのです。

認知症に関する研究や実践の報告は、学会や研究会などで発表されていますが、大半は医療や福祉の専門家や施設関係者向けです。それに対し「家族の会」の開催する研究集会は、専門職でも、介護をしている家族でも、またそれ以外の人でも、だれでも参加し、発言できるのが特色です。

二〇一五年には、第三十一回「全国研究集会」が栃木県で開催されました。

⑤認知症にかかわる調査・研究

「家族の会」が発足してすぐの一九八〇年に、全国の会員を対象にして、認知症の人の家族の介護実態調査を行ないました。最近は公共団体、民間団体などが多くの調査をしていますが、当時としては非常に珍しいことでした。

このような調査を行なった結果、介護の実態が明らかになり、介護者がかかえている不安、不満、要望などがわかるようになりました。

一九九一年には、日本で初めて、六十五歳未満の初老期痴呆介護の実態調査を行ないましたし、毎年いろいろな調査や研究を重ねています。

⑥厚生労働省や自治体などへの要望

会員の相互理解、相互扶助などの役割を果たしてきた「家族の会」ですが、家族からの声や介護の実態調査の結果などから、家族の忍耐や介護上の工夫といったことだけでは、認知症の人を在宅で介護しつづけることは困難だということがはっきりとわかりました。

「家族の会」の発足当時は、認知症の人や介護をしている家族への社会的な援助体制というものは、ほとんどない状態でした。そこで、単に認知症の人をかかえる家族の互助だけでなく、国や自治体に向けて、認知症の人と家族の現在置かれている立場を訴え、保健や医療・福祉の制度を改善するよう求めることにしたのです。

一九八二年、厚生大臣（当時）に向けて、初めて「呆け老人とその家族への援助と福祉の向上を求める要望書」を提出し、その後も毎年のように要望書を提出してきました。

第一回目の要望書の内容は、日常的な相談窓口の開設、介護手当の支給、ショートステイや長期の入所体制の整備、保健・医療・福祉の総合的な研究、認知症の専門病棟の設置、物心両面での「家族の会」への援助、六十五歳以下の初老期痴呆症の人と家族に対する援助などでした。

それらは家族が切実に欲していた事柄で、この要望に対し、一九八六年に「痴呆性老人対策推進本部」が厚生省（当時）に設置され、一九八七年には、外部の有識者の意見も参考にして「本部報告」がまとめられました。

ほかにも「痴呆性老人対策専門家会議」が設置され、認知症老人への対策を、地域においてどのように展開し、推し進めていくべきかを検討し、一九八八年に提言がなされました。

同年十二月には、「高齢者保健福祉推進十か年戦略」、いわゆる「ゴールドプラン」が策定され、保健福祉の基盤整備に二十世紀中に完成すべき計画を示して目標をかかげ、認知症老人や寝たきり老人の介護を支援するために、さまざまな公共サービスの基盤整備が行なわれることになりました。

二〇〇〇年四月には介護保険が施行され、介護の社会化が実現しました。四十歳～六十四歳までの初老期認知症も特定疾病《しっぺい》として認められ、介護給付が受けられるようになったのです。

各支部においても、都道府県や市町村に対し、より具体的な要望活動を行なっています。もちろんすぐに政策に反映されるものではありませんが、認知症の人と家族の声を社会に向けて発し、その結果、日本の「認知症対策」を少しでも改善の方向へと向かわせた一助となったのではないかと思います。

⑦国際交流

日本で「家族の会」が結成されたころ、欧米にも、同じような全国レベルで活動を行なっている民間団体がありました。その多くは「アルツハイマー病協会」と呼ばれており、最初、一九七八年にカナダで結成され、一九八〇年にアメリカとイギリスにも同じような団体が発足しました。

その後も各国で「アルツハイマー病協会」が生まれ、一九八四年にアメリカの協会が呼びかけて数カ国の協会代表者が一堂に会し、「国際アルツハイマー病協会（略称ADI。現在の本部はロンドン）」が結成されました。

「家族の会」は、比較的早い時期から各国の「アルツハイマー病協会」と情報の交換や交流を行なっていたのですが、一九九二年に「ADI」に加盟し、よりいっそうの国際交流を深めています。

「ADI」には、現在七十カ国以上の国レベルの民間団体が加盟しています。アルツハイマー病の基礎的な研究や社会の政策など、幅広いテーマを設け、毎年、国際会議を開いています。

これらの活動のほかに、会が中心となってデイサービスを運営しているなどユニークな活動を行なっている支部もあり、日々の介護や仕事をかかえながらの積極的な活動には敬服しています。

「家族の会」には、本部または支部を通して、介護家族や専門職、どなたでも入会できます。年会費は五千円です。「家族の会」に賛助される個人や団体の方々は、年会費一口一万円となります。

事務局や支部の一覧は巻末に載せてありますが、認知症の人の介護、医療、福祉、法律といったさまざまな相談に応じています。なにか困ったことがあれば、お近くの支部に連絡してみてください。

「家族の会・神奈川支部」との出会い

次に、私と「認知症の人と家族の会・神奈川支部」との出会いについて、述べることにしましょう。

私と「家族の会・神奈川支部」とのかかわりは、一九八一年四月二十九日に川崎市産業文化会館で開かれた第一回の「家族のつどい」以来つづいています。

その少し前、京都の堀川病院の早川一光先生から、「いま、神奈川県で家族の会を発足させようとしているので手伝ってほしい」という電話をいただきました。

堀川病院とは、ともに地域医療にとり組んでいる医療機関ということで、当初私が勤務していた川崎幸病院から職員を派遣して研修を受けたことがある間柄でもあり、それではお手伝いしよう——ということになったわけです。

最初の世話人代表は、私の患者の息子さんにお願いしました。全国で十三番目の「家族の会」の誕生です。認知症の人をかかえる家族が中心となって世話人会もでき、関心をもつ人々が集まって、活発な運営・活動が始まりました。「つどい」や学習会を重ねていくうちに、私たちは改めて、認知症のかかえる多様な問題性に身をもって気づかされました。

簡単にいえば、「社会の片隅に隠すようにして置かれている認知症の人と介護者に、人権と援助の手を！」ということです。認知症の問題は、認知症の人をかかえている家族だけの問題ではなく、社会全体が考えなくてはならない問題だということです。

乳幼児やその母親には、いろいろな社会的援助を受ける体制が整えられているように、認知症の人やその家族に対しても、同じような社会的理解や受け皿を作っていかなければ、家族が安心して日々の介護をつづけていくのは困難だと痛感したのです。

そのうち、神奈川県や横浜市、川崎市などに、さまざまな陳情をするといった活動も始めていきました。自治体などで認知症問題の講演会が開かれるときには、「家族の会」として積極的に参加し、発言の機会があれば、認知症の人をかかえる家族とその介護の実情を訴えていきました。

一九八三年三月、横浜市の社会福祉協議会から『ぼけの介護について』というパンフレットが発行されましたが、このときには、「家族の会」で原稿を作る作業も行ないました。同年七月には、社会福祉協議会の支援を得て、神奈川県下ではじめて常設の「ぼけ相談室」を開きました。

地域の自主的な集まりとしてはかなりがんばって、認知症問題に関する運動をリードしてきたのです。

私と認知症問題

私が勤めていた川崎幸病院は、「自らの健康は自らの手で!」というスローガンをかかげ、地域医療に積極的にとり組んできました。「治療は患者と医療スタッフとの共同作業」との考えのもとに、一九七七年からは血友病の自己注射治療を、一九七八年からは家庭透析を、一九七九年からは在宅酸素療法などの自己管理療法を試み、成果をあげてきました。

また、一九七九年には病院内に「地域保健部」を設け、訪問診療や訪問看護にも力を入れ始めました。

そういうとり組みのなかで、病院から自宅に戻ったお年寄りは、表情も生き生きとして病状も改善すること、また介護する家族も、医療的な不安をサポートしてあげれば安心して介護をつづけられることなどがわかりました。

私の専門は内科で、「家族の会・神奈川支部」と関わりあうまでは、それほど多くの認知症の人を診察していたわけではありませんでした。それでも、介護に苦闘している家族の人たちに医療的なアドバイスをし、なんらかの支えになれるのではないかと考えて、「つどい」に出席していたのです。

大勢の認知症の人や家族の人たちと直接触れあい、話を聞くなかで、診察室ではわからなかった家族の不安や不満、要望を知り、介護の現状を知るようになりました。そして、認知症問題に対する自分の認識の甘さを痛感させられました。

「家族の会」の人たちと接して、医学的な面においても、いろいろな運動作りが必要であることを再認識しました。そして、単に顧問医といった肩書きだけで終わらず、同じ仲間として、自分の専門を生かしながら、対等のメンバーとして会の活動を担っていきたい――という思いを強くするようになったのです。

かつては認知症の人や家族への援助体制が皆無に近く、一般の人々もどこか他人事という目でしか見ていなかったのに、いまや高齢社会のなかで非常に重要な問題としてとらえられている現状を見ると、感慨深い思いを抱きます。

社会的な理解や支えを必要としている人が声をあげ、またその声に耳を傾けて真剣にとり組んでいく人が徐々にでも増えていけば、五年、十年という時が過ぎれば、確実に多くの人に理解されるようになると思います。そう思えるようになったのも、「家族の会」と関わりをもてたからでしょう。

認知症の人を介護している家族の人たちが医師や医療機関に望むことは、まだいろいろとあります。

「認知症について正しい知識をもってほしい」

「認知症の人やその家族への理解を示してほしい」

「診察・診療を拒まないでほしい」

「予約制など、待ち時間を短縮してほしい」

「通院させるのは困難なので、訪問診療してほしい」

「できるなら、専門外来で診てもらいたい」

つまりは、認知症の人だからと差別・区別するのではなく、普通に接してほしいということです。「認知症があっても安心して暮らせる社会」「正しい知識をもち、社会的支援を得て、家族も安心して介護を行なえる社会」を目指していきたいと思います。

私の「認知症問題」へのとり組みは、まだまだつづきそうです。

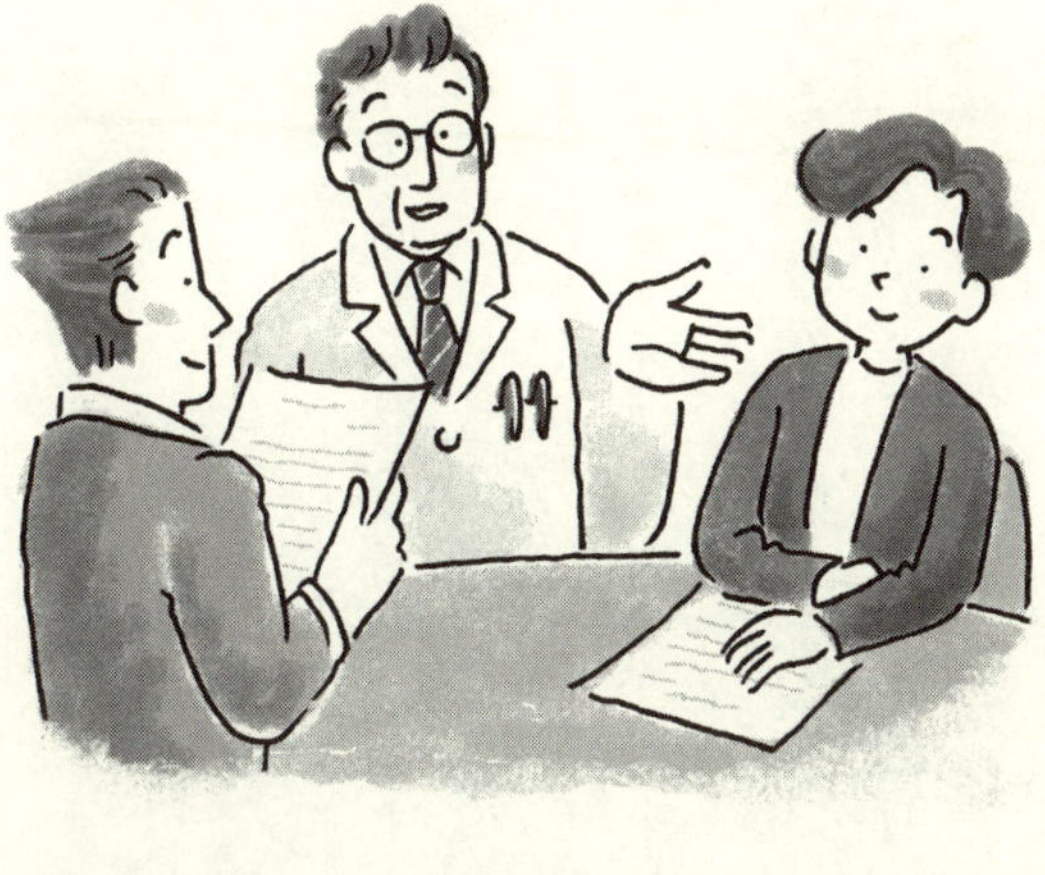

おわりに

私が認知症問題にとり組むきっかけとなった「認知症の人と家族の会」ですが、いまでは全国四十七都道府県すべてに支部をもっています（巻末資料参照）。国内での活動のみならず、「国際アルツハイマー病協会（ADI）」にも加盟して、二〇〇四年には第二〇回の国際会議を京都で開催するなど、幅広い活動を行なっています。

「家族のつどい」を開催したり、電話相談や支部だよりの発行などを通じて、認知症の人や家族の心理的ケアを行なう一方、集まったさまざまな声を国や行政にもっていく活動も行なってきました。

そうした熱心で地道な活動をつづけてきた結果、いろいろな介護サービスが整っていったという面もあるのです。

「家族の会」にかかわることで、認知症の人を介護する家族の方の率直な不満や要望、さまざまな介護上の工夫などを知り、診察室にいるだけではわからなかった生の声を聞き、できなかった経験をさせていただきました。

家族のみなさんの熱いパワーに触発されて、三十五年にわたる認知症とのかかわりがつづいてきたようにも思います。

いまでは介護の専門職も増え、そういう方々に私の経験や知識をお伝えしたいと思うようになりました。

そこで、「家族の会」の理事会に提案し、二〇〇六年から、介護専門職をおもな対象とした講座で話をしています。全国の「家族の会」各支部が主催する「杉山Dr.の『認知症の理解と援助』講座」というもので、午前十時から午後四時まで、ひとりで講義を行なっています。

その講座を通じて多くの専門職の方々と触れあい、彼らが認知症に関する知識を深めようと努力していたり、より適切な対応をしたいと思っていたり、家族や施設などの介護の現場での悩みをいかに解決しようかと試行錯誤しているかを知ることができました。

認知症の方やその家族とかかわることで、専門職はいろいろなことを学び、学んだことに専門家としての視点を加えて認知症の人や家族にフィードバックしていく……そういう循環を拡大していくことが、社会に認知症に対する知識や理解を深めていくことになると思い、日々、全国を駆けめぐっています。

一九八九年に発行した『ぼけなんかこわくない　ぼけの法則』は、一九九九年には新訂版となりました。

「認知症をよく理解するための九大法則・一原則」「家族のたどる四つの心理的ステップ」「上手な介護の十二か条」は、二十年近い時を経たいまでも、多くの方々のお役に立っています。認知症をめぐる普遍的な問題を抽出して、それらの問題への心の持ち方・上手な対応法を語った内容だからでしょう。

二〇〇八年には『家族が認知症になったら読む本』と書名を変更した再改訂版を出版し、このたび、さらに内容を見直して、文庫化することとなりました。ますます高齢化が進むなか、認知症は重要な社会問題であり、多くの方に正しい知識をもっていただいて、理解と援助の輪を築いていくことが求められています。そのために、本書が少しでもお役に立ったなら幸いです。

二〇一五年十一月

川崎幸クリニック院長　杉山孝博

鹿児島県支部
代表者：常見裕之
〒890-8517鹿児島市鴨池新町1-7鹿児島県社会福祉センター2F（火・水・金、10～16時）
TEL：099-257-3887　FAX：099-251-3928

沖縄県支部
代表者：金武直美
〒903-0215沖縄県中頭郡西原町上原207琉球大学医学部保健学科精神看護学研究室内
TEL：098-895-3331（内線2619、呼出）
FAX：098-944-4312

公益社団法人 認知症の人と家族の会 本部
代表理事：高見国生
〒602-8143京都市上京区堀川通丸太町下ル
京都社会福祉会館2F
TEL：075-811-8195　FAX：075-811-8188
office@alzheimer.or.jp
http://www.alzheimer.or.jp/

※認知症の電話相談
TEL：0120-294-456（通話無料、月～金、10～15時、祝日はお休み）
携帯・PHS：075-811-8418（通話有料）

佐賀県支部
代表者：森久美子
〒840-0801佐賀市駅前中央1-9-45三井生命ビル4F保険医協会内
TEL：0952-29-1933（呼出） FAX：0952-23-5218

長崎県支部
代表者：長尾一雄
〒852-8104長崎市茂里町3-24長崎県総合福祉センター県棟4F
（火・金、10～16時）
TEL：095-842-3590（呼出） FAX：095-842-3590

熊本県支部
代表者：内田妙子
〒860-0845熊本市中央区上通町3-15ステラ上通ビル3F
（水曜除く毎日9～18時）
TEL：096-223-5164 FAX：096-223-5164
※電話相談（熊本県認知症コールセンター 水曜除く毎日9～18時）
→TEL：096-355-1755 FAX：096-355-1755

大分県支部
代表者：中野孝子
〒870-0161大分市明野東3-4-1大分県社会福祉介護研修センター内（火～金、10～15時）
TEL：097-552-6897 FAX：097-552-6897
http://kazokunokaioita.jimdo.com/

宮崎県支部
代表者：吉村照代
〒880-0806宮崎市広島1-14-17
TEL：0985-22-3803 FAX：0985-22-3803

【四国】

徳島県支部
代表者：大下直樹
〒770-0943徳島市中昭和町1-2徳島県立総合福祉センター1F
TEL：088-678-8020　FAX：088-678-8110
※徳島県認知症コールセンター（月～金10～16時）
→TEL：088-678-4707　FAX：088-678-4707

香川県支部
代表者：松木香代子
〒760-0036高松市城東町1-1-46
TEL：087-823-3590　FAX：087-813-0832
http://www.calib.jp/pa/kazoku/

愛媛県支部
代表者：大澤孝市
〒790-0843松山市道後町2-11-14
※電話相談（月～金、9～16時）
→TEL：089-923-3760　FAX：089-926-7825

高知県支部
代表者：佐藤政子
〒780-0870高知市本町4-1-37高知県社会福祉センター内
TEL：088-821-2694　FAX：088-821-2694
※電話相談(コールセンター家族の会：月～金、10～16時)
→TEL：088-821-2818　FAX：088-821-2818

【九州・沖縄】

福岡県支部
代表者：内田秀俊
〒810-0062福岡市中央区荒戸3-3-39福岡市市民福祉プラザ団体連絡室（火・木・金、10時30分～15時30分、第三火曜除く）
TEL：092-771-8595　FAX：092-771-8595
※福岡県認知症介護相談（水・土、11～16時）
→TEL：092-574-0190　FAX：092-771-8595

島根県支部
代表者：黒松基子
〒693-0001出雲市今市町1213出雲保健センター内(月～金､10～16時)
TEL：0853-25-0717 FAX：0853-31-8717
※島根県認知症コールセンター→TEL：0853-22-4105
http://www12.plala.or.jp/alzshimane/kazoku/

岡山県支部
代表者：尾﨑善規
〒700-0807岡山市北区南方2-13-1岡山県総合福祉・ボランティア・NPO会館
TEL：086-232-6627 FAX：086-232-6628
※電話相談（月～金、10～15時）
※おかやま認知症コールセンター（月～金、10～16時）
→TEL：086-801-4165
http://www.alzheimer-okayama.com/

広島県支部
代表者：村上敬子
〒734-0007広島市南区皆実町1-6-29広島県健康福祉センター2F
(事務所・相談 月・水、10～16時)
TEL：082-254-2740 FAX：082-256-5009
※広島市認知症コールセンター（月・水、12～16時）
→TEL：082-254-3821
※相談室 広島県健康福祉センター内（火、13～16時30分）
→TEL：082-553-5353
http://www.juvenile-alzheimer.jp/

山口県支部
代表者：川井元晴
〒753-0813山口市吉敷中東1-1-2
TEL：083-925-3731 FAX：083-925-3740
※電話相談（月～金、10～16時）

大阪府支部
代表者：坂口義弘
〒545-0041大阪市阿倍野区共立通1-1-9
TEL：06-6626-4936（呼出）　FAX：06-6626-4936
※電話相談（月・水・金、11～15時）
http://alzosaka.wordpress.com/author/alzosaka/

兵庫県支部
代表者：河西美保
〒651-1102神戸市北区山田町下谷上字中一里山14-1しあわせの村内（月・木、10～17時）
TEL：078-741-7707　FAX：078-741-7707
※電話相談（月・金、10～16時）→TEL：078-360-8477

奈良県支部
代表者：屋敷芳子
〒631-0045奈良市千代ケ丘2-3-1（火・金10～15時、土12～15時）
TEL：0742-41-1026　FAX：0742-41-1026

和歌山県支部
代表者：西村忠
〒641-0042和歌山市新堀東2-2-2　ほっと生活館しんぼり内
（コールセンター家族の会　月～土、10～15時）
TEL：073-432-7660　FAX：073-432-7593

鳥取県支部
代表者：吉野立
〒683-0811米子市錦町2-235
TEL：0859-37-6611　FAX：0859-30-2980
※電話相談（鳥取県認知症コールセンター：月～金、10～18時）
http://ja4mya.wix.com/ninchishokazoku

静岡県支部
代表者：佐野三四子
〒416-0909富士市松岡912-2
TEL：0545-63-3130　FAX：0545-62-9390
※認知症コールセンター（月・木・土、10〜15時）
→TEL：0545-64-9042

愛知県支部
代表者：尾之内直美
〒477-0034東海市養父町北堀畑58-1
TEL：0562-33-7048　FAX：0562-33-7102
※認知症介護相談（月〜金、10〜16時）→TEL：0562-31-1911
http://www.hearttoheart.or.jp/kazoku/

三重県支部
代表者：下野和子
〒513-0806鈴鹿市算所5-3-38B-1
TEL：059-370-4620　FAX：059-370-4620

【近畿】

滋賀県支部
代表者：青木雅子
〒525-0072草津市笠山7-8-138滋賀県立長寿社会福祉センター内
TEL：077-567-4565　FAX：077-567-4565
※フリーダイヤル電話相談（月〜金、10〜15時）
→TEL：0120-294-473
http://kazokushiga.jimdo.com

京都府支部
代表者：荒牧敦子
〒602-8143京都市上京区堀川通丸太町下る　京都社会福祉会館2F
TEL：075-811-8399　FAX：075-811-8188
※京都府認知症コールセンター（月〜金、10〜15時）
→TEL：0120-294-677

富山県支部
代表者：堀井隆子
〒930-0093富山市内幸町3-23菅谷ビル4F
TEL：076-441-8998　FAX：076-441-8998
※夜間電話相談（毎日20〜23時）
※電話相談（月・木、13時30分〜15時30分）→TEL：076-432-1693
http://kazokutoyama.seesaa.net/

石川県支部
代表者：井沢恵美子
〒920-0017金沢市諸江町下丁288（月〜土、9〜17時）
TEL：076-237-7479　FAX：076-239-0485

福井県支部
代表者：松原六郎
〒914-0073敦賀市天筒町8-55
TEL：0770-21-1331　FAX：0770-21-1331

【東海】

山梨県支部
代表者：田村一貴
〒400-0867甲府市青沼3-14-12
TEL：055-227-6040（呼出）　FAX：055-227-6040
※認知症コールセンター（月〜金、13〜17時）→TEL：055-222-7711

長野県支部
代表者：伝田景光
〒388-8016長野市篠ノ井有旅2337-1
TEL：026-292-2243（呼出）　FAX：026-293-9946
※電話相談（月〜金、9〜12時）→TEL：026-393-0379
FAX：0265-29-7799

岐阜県支部
代表者：高井道子
〒506-0053高山市昭和町1-118
TEL：0577-36-0029　FAX：0577-62-9483

千葉県支部
代表者：広岡成子
〒260-0026千葉市中央区千葉港4-3千葉県社会福祉センター3F（月・火・木、13～16時）
TEL：043-204-8228　FAX：043-204-8256
※電話相談・ちば認知症相談コールセンター（月・火・木・土、10～16時）→TEL：043-238-7731　FAX：043-238-7732
http://sites.google.com/site/alzheimerchibajp/

東京都支部
代表者：大野教子
〒160-0003新宿区本塩町8-2住友生命四谷ビル（火・金、10～15時）
TEL：03-5367-8853　FAX：03-5367-8853
※認知症てれほん相談（火・金、10～15時）TEL：03-5367-2339
http://aaj-tokyo.txt-nifty.com/

神奈川県支部
代表者：杉山孝博
〒212-0016川崎市幸区南幸町1-31グレース川崎203号（月・水・金、10～16時）
TEL：044-522-6801　FAX：044-522-6801
※かながわ認知症コールセンター（月・水10～20時、土10～16時）
TEL：0570-0-78674
※よこはま認知症コールセンター（火・木・金、10～16時）
TEL：045-662-7833
https://sites.google.com/site/kazokukanagawa/home

【北陸】

新潟県支部
表者：金子裕美子
〒941-0006糸魚川市竹ヶ花45金子裕美子方
TEL：025-550-6640　FAX：025-550-6640

山形県支部
代表者：山名康子
〒990-0021山形市小白川町2-3-31山形県総合社会福祉センター3F
TEL：023-687-0387　FAX：023-687-0397
※やまがた認知症コールセンター（月～金、12～16時）

福島県支部
代表者：佐藤和子
〒960-8141福島市渡利字渡利町9-6
TEL：024-521-4664　FAX：024-521-4664

【関東】

茨城県支部
代表者：宮原節子
〒300-3257つくば市筑穂1-10-4大穂庁舎内
TEL：029-879-0808　FAX：029-879-0808
※電話相談（月～金、12～16時）
http://www.geocities.jp/alz2010ibaraki/

栃木県支部
代表者：金澤林子
〒321-3235宇都宮市鐺山町894-6
TEL：028-667-6711　FAX：028-615-7607
※電話相談（月～金、13時30分～16時）→TEL：028-627-1122

群馬県支部
代表者：田部井康夫
〒370-3513高崎市北原町67-4（月～土、9～17時）
TEL：027-360-6421（呼出）　FAX：027-360-6422

埼玉県支部
代表者：花俣ふみ代
〒331-0825さいたま市北区櫛引町2-271-1川善ビル1F
TEL：048-667-5553　FAX：048-667-5953
※電話相談（月・火・金、10～15時）

「公益社団法人 認知症の人と家族の会」支部一覧

（2015年7月現在）

【北海道・東北】

北海道支部
代表者：中田妙子
〒060-0002札幌市中央区北２条西7丁目かでる2.7　4F
TEL：011-204-6006　FAX：011-204-6006
※電話相談（月～金、10～15時）
http://www.ninchisyo.com/

青森県支部
代表者：石戸育子
〒031-0841八戸市鮫町字居合1-3
TEL：0178-35-0930（呼出）　FAX：0178-34-0651
※電話相談（水・金、13～15時）→TEL：0178-34-5320

岩手県支部
代表者：小野寺彦宏
〒024-0072北上市北鬼柳22-46
TEL：0197-61-5070（呼出）　FAX：0197-61-0808
※電話相談（月～金、9～17時）→TEL：0192-25-1616

宮城県支部
代表者：蘇武徳典
〒980-0014仙台市青葉区本町3-7-4宮城県社会福祉会館2F
TEL：022-263-5091　FAX：022-263-5091
※電話相談（月～金、9～16時）
http://www.miyagisibu-alz.org/

秋田県支部
代表者：佐藤敦子
〒010-0921秋田市大町1-2-40秋田贔屓内（月、10時30分～14時）
TEL：018-866-0391　FAX：018-866-0391

杉山孝博（すぎやま・たかひろ）

1947年愛知県生まれ。1973年東京大学医学部卒業。患者・家族とともにつくる地域医療に取り組もうと考えて、1975年川崎幸病院に内科医として勤務。以来、内科の診療と在宅医療に取り組んできた。1987年より川崎幸病院副院長に就任。1998年9月、川崎幸病院の外来部門を独立させた川崎幸クリニックが設立され院長に就任。現在に至る。

1981年から、公益社団法人認知症の人と家族の会の活動に参加。全国本部の副代表理事、神奈川県支部代表。公益社団法人日本認知症グループホーム協会顧問、公益財団法人さわやか福祉財団評議員。

著書に、『最初に知っておきたい認知症』(新日本出版社)『認知症の人の不可解な行動がわかる本』(講談社)『認知症の9大法則　50症状と対応策』(法研)『イラストでわかる高齢者のからだと病気』(中央法規出版)『介護職・家族のためのターミナルケア入門』(雲母書房) など多数。


本書は、2008年4月にリヨン社より刊行された単行本をもとに、加筆・修正したものです。

二見レインボー文庫

親《おや》が認知症《にんちしょう》になったら読《よ》む本《ほん》

著者　杉山孝博《すぎやまたかひろ》

発行所　株式会社 二見書房
東京都千代田区三崎町2-18-11
電話 03(3515)2311［営業］
03(3515)2313［編集］
振替 00170-4-2639

印刷　株式会社 堀内印刷所
製本　株式会社 村上製本所

落丁・乱丁本はお取り替えいたします。
定価は、カバーに表示してあります。

ISBN978-4-576-15189-2
http://www.futami.co.jp/